FODMAP DIÄT – Ernährung bei Reizdarm

Unbeschwert essen,

Lebensqualität verbessern mit Low Fodmap.

Inkl. 77 leckeren Rezepten

von Melissa Lehnstetten

1. Auflage

Alle Ratschläge in diesem Buch wurden vom Autor und vom Verlag sorgfältig erwogen und geprüft. Eine Garantie kann dennoch nicht übernommen werden. Eine Haftung des Autors beziehungsweise des Verlags für jegliche Personen-, Sach- und Vermögensschäden ist daher ausgeschlossen.

FODMAP DIÄT – Ernährung bei Reizdarm – Unbeschwert essen, Lebensqualität verbessern mit Low Fodmap. Inkl. 77 leckeren Rezepten

Für Fragen und Anregungen:
Info@l-onlinesolutions.de
1. Auflage 2019

Inhaltsverzeichnis

Vorwort

Lieber Leser,

liebe Leserin,

es freut mich, dass ich Sie hier begrüßen darf. Sie leiden unter dem Reizdarm-Syndrom, haben zumindest die starke Vermutung, dass Ihre Leidensgeschichte darauf hinauslaufen könnte. So möchte ich Ihnen an dieser Stelle zunächst einmal mein Beileid aussprechen. Aber Sie sind nicht mittellos, wenngleich es für das Reizdarm-Syndrom keine Heilung gibt.

Diesen Ratgeber habe ich für Sie geschrieben, um Ihnen wertvolle Informationen an die Hand zu geben. So werden sie zunächst allerhand Informationen zu dem Reizdarm-Syndrom von mir bekommen. Als erstes möchte ich Ihnen hier die Symptome näher legen. Anschließend schauen wir uns die Ursachen genauer an und dazu zählen auch die Risikofaktoren. Zudem möchte ich Ihnen ebenfalls die Untersuchung und Diagnose nahelegen. Wie Sie vielleicht bereits wissen, so handelt es sich bei dem Reizdarm-Syndrom um eine sogenannte Ausschlussdiagnose. Doch möchte ich Ihnen an dieser Stelle nicht zu viel vorwegnehmen. Für Sie, als Betroffene oder Betroffener, wird das nächste Kapitel interessant sein. Denn hier stelle ich Ihnen die Möglichkeiten der Behandlung vor. Auch wenn das

Reizdarm-Syndrom nicht heilbar ist, so können Sie einiges selbst tun, um mehr Lebensqualität zu erlangen und weniger Schmerzen zu haben. Natürlich darf an dieser Stelle der Verlauf der Erkrankung sowie die Prognose nicht fehlen. Alles in allem bekommen Sie mit dem ersten Kapitel also einen umfassenden Überblick über das Reizdarm-Syndrom.

Nachdem wir uns über die Erkrankung an sich unterhalten haben, dürfen natürlich nun die versprochenen Rezepte nicht fehlen. Hier möchte ich gleich im Vorwort schon eine Anmerkung machen. Ich war sehr darauf bedacht, Ihnen die besten Rezepte herauszuschreiben, die man mit einem Reizdarm-Syndrom zu sich nehmen kann. Wie Sie aber noch lesen werden, so ist die Nahrung nur ein Faktor, der ein möglicher Auslöser, ein sogenannter Trigger, sein kann. Es kann durchaus sein, obwohl auf das Reizdarm-Syndrom bei der Rezeptauswahl besonders geachtet wurde, dass Sie das eine Rezept besser vertragen, als ein anderes. Kochen Sie sich durch die 77 Rezepte und schauen Sie, was Ihnen guttut und was nicht. Aber ich bin überzeugt davon, dass bei so vielen Anregungen und Ideen sicher etwas dabei sein wird, dass Ihnen zusagt und auch bekommt.

Nun möchte ich an dieser Stelle aber nicht länger um den heißen Brei reden und Ihnen Ihre wertvolle Zeit mit dem Vorwort stehlen. Beginnen wir nun also unsere Reise durch das Reizdarm-Syndrom.

Der Reizdarm

Ein Reizdarm beruht auf einer funktionellen Störung des Darms. Zu den typischen Symptomen zählen Verstopfung, Blähungen, Bauchschmerzen und Durchfall oder. Häufig nehmen sie an Intensität zu, wenn Stress vorherrscht. Die Krankheit kann für die Betroffenen sehr belastend sein, ist aber zum Glück nicht gefährlich. Damit eine sichere Diagnose gestellt werden kann, muss der Arzt alle anderen möglichen Ursachen ausschließen. Hier lesen Sie alles Wichtige zu Beschwerden, Auslösern und den Behandlungsmöglichkeiten bei Reizdarm. Dazu möchte ich Ihnen als erstes eine kurze Übersicht zum Thema Reizdarm mit auf den Weg geben.

Zu den häufigsten Ursachen zählen Bauschmerzen, Durchfall, sowie Verstopfungen und Blähungen. Die Ursachen sind vielfältig, doch oft steckt eine gestörte Barrierefunktion in der Darmwand, eine gestörte Darmtätigkeit sowie eine erhöhte Immunaktivität in der Darmwand dahinter. Oft geht dies mit einer verstärkten Schmerzwahrnehmung einher. Gerade wenn es sich um den Reizdarm handelt, so muss zunächst eine entzündliche Darmkrankheit ausgeschlossen werden. Auch Nahrungsmittelunverträglichkeiten, Magen-Darm-Infektionen und gynäkologische Ursachen muss der behandelnde Arzt ausschließen können, ehe seine Diagnose auf den Reizdarm fällt.

So vielfältig wie die Ursachenforschung ist, so vielseitig ist ebenso die Behandlung. Die meisten Konzepte einer Behandlung sind individuell und sehen die Vergabe von Medikamenten und pflanzlichen Mitteln vor. Auch die Homöopathie und eine Ernährungsumstellung, zusammen mit einer Reduzierung von Stress und Stressfaktoren, können eine Linderung verschaffen.

Symptome

Der Reizdarm wird auch Colon Irritabile genannt. Dabei geht es darum, dass die Darmfunktion gestört ist. Aus diesem Grund verändert sich der Stuhl. Menschen, die an einem Reizdarm leiden, haben oftmals Probleme mit Durchfall oder Verstopfung. Es gibt aber auch Fälle, in denen die Patienten keine Veränderung des Stuhls feststellen können. Vor allem leiden Betroffene aber unter Blähungen, dem sogenannten Blähbauch und abgehenden Darmwinden. Alle Symptome können aber auch in Kombination mit einer Verstopfung oder dem Durchfall stehen.

Abhängig von den Symptomen, welches bei den Patienten im Vordergrund steht, teilt man das Reizdarmsyndrom in vier Krankheitstypen ein. Zum einen wäre es der Durchfalltyp, der Verstopfungstyp, der Schmerztyp und der Blähungstyp. Natürlich können auch Mischtypen auftreten. Zudem können sich die Krankheitstypen abwechseln, aber auch der Übergang, von dem einen zum anderen Typ ist möglich. Dabei muss beachtet werden, dass Durchfall und Verstopfung am selben Tag auftreten können. Trotzdem haben alle vier Typen und dessen Mischformen folgende drei Hauptsymptome, die zu Durchfall, Blähungen, Verstopfungen und Schmerzen noch zusätzlich hinzukommen:

- Völlegefühl
- das Gefühl, der Darm entleert sich beim Stuhlgang nicht komplett
- Schleimauflagerungen auf dem Stuhl

Zudem ist es bei dem Reizdarmsyndrom typisch, dass sich die verschiedenen Beschwerden und Symptome nach dem Stuhlgang verbessern. Allerdings bleibt das Hauptsymptom bei einem Reizdarm die Bauchschmerzen. Dabei können die Stellen der Schmerzen im Bauch wechseln und sie neigen zu den zu unterschiedlichen Charaktereigenschaften, die ihnen die Betroffenen zuteilwerden lassen. Zu ihnen zählen unter anderem:

- ein brennender und/ oder stechender Dauerschmerz
- krampfartige Schmerzen, die wellenförmig sind
- Schmerzen, die an Seitenstechen erinnern
- dumpfe Schmerzen, ähnlich wie ein dauerhaftes Druckgefühl im Unterbauch

Die Entstehung der Bauchschmerzen setzt sich aus zwei Faktoren zusammen. Zum einen entstehen sie durch die gereizte Darmschleimhaut, zum anderen ist die Dehnung der Darmwand hierfür verantwortlich. Sie wird durch die vermehrte Gasbildung ausgelöst. Der Körper, besonders der Darm, reagiert dann mit Kontraktionen der Darmmuskulatur.

Jeder Mensch, der unter einem Reizdarm leidet, hat oftmals mit Durchfall zu tun. Der Stuhl ist dann sehr weich bis flüssig. Dabei muss der Betroffene häufiger als drei Mal täglich die Toilette aufsuchen, um sich zu entleeren. Ein besonders hoher Leidensdruck entsteht bei Patienten, die unter starken und vor allem plötzlich auftretenden Stuhldrang leiden. Oftmals berichten diese, dass sie sich kaum noch aus der Toilette trauen.

Aber auch das Gegenteil, Verstopfung, kann Reizdarmpatienten quälen. Der Stuhl ist hier sehr hart und erinnert in der Form an Schafskot. Patienten des Reizdarm-Syndroms berichten, dass sich oft nur dreimal oder seltener in der Woche zur Toilette gehen.

Blähungen hingegen suchen auch gesunde Menschen heim. Die Gasbildung ist Teil der Verdauung. Der Unterschied bei Reizdarmpatienten liegt aber darin, dass sie durch gestörte Darmbewegungen und einer gestörten Nahrungsverwertung hervorgerufen werden und sich im Übermaß bilden. Dies ist besonders unangenehm, da die Darmwand betroffener Patienten auf die Ausdehnung der Darmwand stärker reagiert, als es bei gesunden Menschen der Fall ist. Bauchschmerzen, die oft als krampfartig beschrieben werden, sind die Folge. Können die Gasbildungen nicht entweichen, dann bildet sich ein Blähbauch. Dieser kann sogar trommelartig aufgetrieben sein. Selbsterklärend sind auch hier wieder die Schmerzen, die damit einhergehen.

In der Regel sollten sich die Symptome mit dem Stuhlgang bessern. Doch einige Patienten berichten davon, dass der Stuhlgang selbst als schmerzhaft empfunden wird. Häufig haben Patienten, die unter einem Reizdarm leiden, zusätzliche Schleimauflagerungen auf dem Stuhl. Hinzu kommt das unangenehme Gefühl, dass der Darm sich nicht entleert, trotz dass der Betroffene gerade Stuhlgang hatte. Viele greifen in diesen Situationen zu Abführmittel. Dabei führen solche Mittel nur zu einer Verschlimmerung der Symptome. So verstärkt sich der Reizzustand. Sollten Abführmittel aber tatsächlich notwendig werden, dann sollten sie nur kurzzeitig eingenommen werden. Ein Hauptgrund hierfür sind die Nebenwirkungen. Völlig unabhängig ist aber, ob ein Patient an Durchfall oder Verstopfung leidet, wenn es um das Völlegefühl geht. Meist verbessert es sich, wenn die Betroffenen aus der Toilette Stuhlgang hatten. Trotzdem ist ein Auftreten auch ohne Nahrungsaufnahme wahrscheinlich und möglich. Das Reizdarm-Syndrom ist eine Diagnose, die nach dem Ausschlussverfahren funktioniert. Zunächst müssen Krankheiten wie:

- Nahrungsmittelunverträglichkeiten, beispielsweise Lactose- Fructose oder Gluten-Intoleranzen

- Entzündliche Darmkrankheiten, wie beispielsweise Morbus Crohn oder Colitis Ulcerosa
- Magen-Darm Infektionen
- Gynäkologische Erkrankungen, wie beispielsweise Eierstockkrebs

ausgeschlossen werden. Wurden diese vom Arzt ausgeschlossen, so wird er die Diagnose Reizdarm-Syndrom stellen.

Aber Achtung: Es gibt Symptome, die nicht zum Reizdarm-Syndrom gehören. Sollte einer dieser Symptome auftreten, dann ist eine rasche Abklärung durch einen Arzt erforderlich, da gefährliche Krankheiten dahinterstecken können. Zu den Symptomen zählen:

- Durchfall, der fast ausschließlich nachts auftritt
- Fieber, welches entweder akut oder chronisch auftritt
- Blut im Stuhl
- enormer und ungewollter Gewichtsverlust

Ursachen und Risikofaktoren

Wie ein Reizdarm entsteht, da gibt es viele Hypothesen. Nur die wenigsten von ihnen sind aber belegt. Dafür konnten die Wissenschaftler aber zahlreiche Indizien für eine Veränderung im Darm der Betroffenen ausmachen. Allerdings treten diese Veränderungen nicht nur beim Reizdarm-Syndrom auf. Sie kommen beispielsweise auch bei chronischen und entzündlichen Darmkrankheiten vor. Zu ihnen zählen:

Gestörte Darmperistaltik (Motilitätsstörung)

Es wird vermutet, dass bei einem Reizdarm die natürliche Darmbewegung gestört ist. Dies hat zur Folge, dass die Bewegungen die verdaute Nahrung nicht gut abtransportieren können. Reguliert wird die Darmperistaltik über ein eigenes Nervensystem. Es befindet sich in der Darmwand und wird auch als das sogenannte Bauchhirn bezeichnet. Dabei erfasst das Bauchhirn die Information, sobald Nahrung von dem Magen in den Darm gelangt und somit die Darmwand dehnt. Gemeinsam mit dem Botenstoff Serotonin wird über das Darmnervensystem die Verdauung geleitet und gesteuert. Bei einem Reizdarm liegen Fehler in der Übertragung des Nervensystems zur Darmmuskulatur vor. Die Folge ist, dass sich die Muskeln sich entweder zu schnell, zu langsam oder aber im falschen Augenblick zusammenziehen oder sich entspannen. Dieser Vorgang hat zur Folge, dass bei einigen Betroffenen die Nahrung zu schnell durch den Darm befördert wird. Der Dickdarm hat dann keine Zeit, dem Verdautem das Wasser zu entziehen und der Betroffene leidet somit an Durchfall. Natürlich ist auch das Gegenteil möglich. Bewegt sich die Muskulatur zu langsam und dem Verdauten wird zu viel Wasser entzogen. Die Folgen hier sind Verstopfungen. Die typischen Krämpfe beim Reizdarm wiederum entstehen, wenn die Muskulatur sich nicht mehr richtig entspannt und sich zu stark zusammenzieht.

Erhöhte Durchlässigkeit der Darmschleimhaut

Wenn die Darmschleimhaut zu durchlässig ist, dann können auch typische Reizdarm-Symptome auftreten. Normalerweise dichtet die Darmschleimhaut die benachbarten Zellen ab, wie ein Schutzschild. Dies ist notwendig, damit keine Fremdstoffe oder gar Krankheitserreger zwischen die Zellen und in den Körper gelangen können. Dies funktioniert mit einer Haftbrücke, welche tight junction genannt wird. Solange diese Haftbrücke zwischen den Zellen funktioniert, kann die daran haftende Darmschleimhaut ihre Arbeit tun und wie ein Schutzschild fungieren. Hauptsächlich blockt sie eben die Fremdkörper und Krankheitserreger ab, damit nichts über den Darm in den Körper gelangt.

Allerdings ist es bei Menschen mit dem Reizdarm-Syndrom so, dass sich diese Haftbrücken schneller abbauen, wie sie eigentlich sollten. Dadurch verliert die

Darmschleimhaut ihre Haftung und der Schutzschild wird geschwächt. Krankheitserreger und Fremdkörper haben nun ein deutlich leichteres Spiel, die Darmschleimhaut zu durchdringen und das Immunsystem herauszufordern

Erhöhte Immunaktivität der Darmschleimhaut

Man entnahm bei Betroffenen Proben der Darmschleimhaut. So konnten die Wissenschaftler belegen, dass sich innerhalb der Darmschleimhaut eine erhöhte Immunaktivität feststellen lässt. Unter anderem ließen sich hier nämlich mehr Abwehrzellen und deren Botenstoffe finden. Warum die erhöhte Aktivität bei einem Reizdarm-Syndrom jedoch auftritt, ist noch nicht abschließend geklärt.

Infektion des Magen-Darms

Auch dies könnte eine mögliche Ursache für das Reizdarm-Syndrom sein. Dies belegen mehrere Studien, die sich mit diesem Thema befassten. So wurden bestimmte Bakterien, die Campylobacter jejuni bei einigen Reizdarmpatienten gefunden. Allerdings lässt sich nur einer von zehn Fällen des Reizdarm-Syndroms auf einen vorangegangenen Infekt des Magen-Darm-Trakts zurückführen.

Gestörte Darmflora

Eine gestörte Darmflora kann erheblich zur Entstehung eines Reizdarms beitragen. Wird das Gleichgewicht der nützlichen Bakterien im Darm gestört, wird die Darmfunktion behindert und es kommt vermehrt zu einer Gasbildung. Die Gründe für eine gestörte Darmflora sind verschieden. Jedoch sind hauptsächlich Antibiotika, Medikamente und Magen-Darm-Infekte daran beteiligt.

Gestörter Serotoninhaushalt

Der Botenstoff Serotonin ist mit an der Wahrnehmung von Schmerzen beteiligt. Wird nun das Bauchgehirn aktiviert, so fehlt diesem die Fähigkeit, die Ausschüttung des Serotonins zu regulieren. Dies hat zur Folge, dass Betroffene nicht nur ihren Darm, sondern auch die Schmerzen erheblich stärker wahrnehmen. Aus diesem Grund wird angenommen, dass ein gestörter Serotoninhaushalt mit bei einem Reizdarm beteiligt ist.

Stress

Stress hat viele Gesichter. Angst, Ärger, Kummer, Sorgen und Nöte, sie alle verschlimmern das Reizdarm-Syndrom erheblich. Sobald der Stress wieder nachlässt und das Leben wieder in ruhigeren Gefilden vor sich hinplätschert, beruhigt sich auch der Reizdarm wieder. Nachgewiesen ist aber, dass sich der Magen-Darm-Trakt bei Stress verändert. So steigt die Produktion des Magensaftes ab und die Darmbewegungen nehmen zu. Zudem verändert sich die Immunreaktion im Darmtrakt. Doch sind Menschen verschieden und jeder Mensch reagiert anders auf Stress. Einige Menschen haben im Laufe der Zeit Methoden entwickelt, ihren Stress zu bewältigen, während andere wiederum erheblich an den seelischen und körperlichen Folgen leiden.

Zu diesen Ursachen gibt es allerdings noch Krankheiten, die in Zusammenhang mit einem Reizdarm sehr häufig auftreten. Dies wird Komorbidität genannt. So geht man heute davon aus, dass Patienten, die an eine der aufgelisteten Krankheiten leiden, auch dazu neigen, einen Reizdarm zu entwickeln:

- Depressionen und Angststörungen
- chronisches Erschöpfungssyndrom
- Fibromyalgie
- Fatigue-Syndrom
- chronische Schmerzen, hauptsächlich Kopfschmerzen

Untersuchung und Diagnose

Wie ich Ihnen bereits mitgeteilt habe, so ist die Diagnose des Reizdarms eine Ausschlussdiagnose. Dazu muss der behandelnde Arzt zunächst andere Ursachen ausschließen, ehe er die Diagnose Reizdarm aufstellt.

Für Sie sollte immer der Weg zum Facharzt für Innere Medizin der richtige sein. Optimal ist es, wenn dieser eine Spezialisierung des Verdauungstraktes vorweisen kann. Diese Ärzte nennt man Gastroenterologen. Während des Termins wird der Arzt sich über Ihre aktuellen Beschwerden, aber auch über eventuelle Vorerkrankungen informieren wollen. Dazu bedient er sich einigen Fragen, die so, oder so ähnlich lauten:

- Wo genau ist der Schmerz und in welchen Situationen kommt er zum Vorschein?
- Sind Durchfall oder Verstopfung beteiligt?
- Besteht ein Zusammenhang zwischen den Schmerzen und verschiedenen Nahrungsmitteln?
- Sind die Lebensumstände derzeit stressig?
- Ist Blut im Stuhl vorhanden und / oder wurde ungewollt Gewicht verloren?

Tatsächlich können Sie dem Arzt bei seiner Diagnose helfen. Hierzu sollten Sie ein Ernährungstagebuch, sowie ein Schmerztagebuch führen. Dieses können Sie dem Arzt vorlegen und er kann sich so besser an Ihren Symptomen orientieren. So kann dieser eben auch eine Nahrungsmittelunverträglichkeit ausschließen oder feststellen. Zudem gibt es spezielle Fragebögen zum Reizdarm-Syndrom, denen er sich dann bedienen kann. Natürlich sind die Fragen nicht die einzigen Untersuchungen, die auf Sie warten. Er wird weitere Untersuchungen veranlassen, welche in der Regel folgende sind:

Körperliche Untersuchung

Da die Beschwerden des Reizdarms den Verdauungstrakt betreffen, steht der Bauchraum eben auch im Mittelpunkt der Untersuchung. So wird der Arzt zunächst den Bauch abhören wollen. Bei dieser Untersuchung kann er sich die Darmtätigkeit anhören. Zudem ist es ihm möglich festzustellen, ob der Darm sich wenig oder gar nicht bewegt. Auch kann er hören, ob sich der Darm zu schnell bewegt. Im Anschluss wird der Arzt die Bauchdecke vorsichtig abklopfen. Je nachdem ob im Darm Verdauung ist, hört sich das Geräusch jeweils anders an. Sind Blähungen vorhanden, so vernimmt der Arzt eine für diese Situation typische Resonanz. Abschließend wird der Arzt den Bauch zunächst oberflächlich, dann tiefer abtasten. So erfühlt er, ob der Darm an einigen Stellen verdickt ist, oder ob durch den Druck Schmerzen entstehen.

Ultraschall

Dieses Verfahren ist bei einem Reizdarm nur bedingt zu empfehlen. Oftmals stören hier die Darmgase das Bild. Allerdings ist die Untersuchung nicht umsonst, da sich mit ihr Erkrankungen ausschließen lassen. Dazu zählen die typischen Verdächtigen wie beispielsweise Erkrankungen der Gallenblase, der Gallenwege, der Leber, der Nieren und der Bauchspeicheldrüse. auch eine Verdickung der Darmwand kann so festgestellt werden. Dies würde für eine Entzündung sprechen.

Laboruntersuchungen

Das Labor ist in der Lage, verschieden Stoffe im Blut, Urin und im Stuhlgang nachzuweisen. Die Ergebnisse geben Aufschluss auf Entzündungen und Infektionen. Wenn ein Reizdarm vorliegt, so sind die Werte allerdings unauffällig.

Magen- Darmspiegelung

In den meisten Fällen wird ein solches Verfahren angewandt. Hier bietet sich dem Arzt zusätzlich die Möglichkeit einer Biopsie der Schleimhaut – die Entnahme einer kleinen Probe. Liegt ein Reizdarm vor, so weist die entnommene Probe einige Veränderungen auf. Allerdings ist das kein endgültiger Hinweis. Denn es besteht ebenso die Möglichkeit, dass die Darmerkrankungen Morbus Crohn und Colitis ulcerosa dafür verantwortlich sind.

Nahrungsmittelunverträglichkeit

Typisch hierfür sind die Lactose- sowie die Fructose-Intoleranz. Auch die Zöliakie (Gluten Unverträglichkeit) tritt mit ähnlichen Symptomen auf, die denjenigen des Reizdarms sehr ähneln. Allerdings ist das Ausschlussverfahren hier sehr einfach. Der Arzt bedient sich folgenden Maßnahmen:

- Mit dem H2-Atemtest lässt sich eine eventuelle Unverträglichkeit gegen Kohlenhydrate feststellen
- Zöliakie wird mittels eines Bluttests, welcher bestimmte Antikörper nachweist, festgestellt. zudem wird eine Gewebeprobe unter dem Mikroskop untersucht und ausgewertet.
- Der Lactulose_Mannitol-Test hingegen schaut, ob die Barrierefunktion des Darms gestört ist.

Die Diagnosekriterien für einen Reizdarm sind auf drei Empfehlungen der Deutschen Gesellschaft für Verdauungs- und Stoffwechselkrankheiten (DGVS) eingegrenzt. Treffen diese drei Punkte zu, so liegt ein Reizdarm-Syndrom vor:

- Der Patient leidet unter chronischen, also länger als drei Monate anhaltenden darmbezogenen Beschwerden wie Bauchschmerzen oder Blähungen, die in der Regel mit Stuhlgangveränderungen wie Durchfall oder Verstopfung einhergehen.
- Aufgrund der Beschwerden wird die Lebensqualität deutlich beeinträchtigt.

- Es liegen keine für andere Krankheitsbilder charakteristischen Veränderungen vor, welche die Beschwerden erklären könnten.

(Quelle: DGVS, www.DGVS.de, Stand 03.2019)

Behandlung

Die Behandlung eines Reizdarms ist sehr individuell. Demnach kann kein allgemeingültiges Verfahren genannt werden. Allerdings gibt es die Möglichkeit, durch verschiedene Ansätze die Symptome zu lindern und teilweise auch die einzelnen Auslöser in Schach zu halten. Unabdingbar ist hier aber, dass sich die Betroffenen selbst sehr gut beobachten. Hierzu wird ihnen oftmals das Führen eines Tagesbuchs empfohlen. Innerhalb dieses Tagebuchs sollen die Beschwerden, die Ernährung, sowie Stress und psychische Belastungen festgehalten werden. Auf diese Weise können sie selbst schnell feststellen, wann es „gefährlich" wird und sie werden zu ihrem eigenen Experten. Dabei ist es aber ebenso wichtig, dass Änderungen nur in kleinen Schritten angegangen werden. So kann gezielt geschaut werden, ob die Veränderung Früchte trägt oder nicht.

Darüber hinaus gibt es aber noch weitere Behandlungsmöglichkeiten, die ich Ihnen gerne vorstellen möchte.

Durchfall

Wenn ein Patient unter Durchfall leidet, so kann er mit verschiedenen Medikamenten behandelt werden. Häufig kommen hier Gerbstoffe mit dem Wirkstoff Loperamid zum Einsatz. Aber auch Gallensäurebinder erzielen gute Erfolge.

Gerbstoffe werden beispielsweise immer dann freigesetzt, wenn man Eichenrindentee, oder auch schwarzen Tee zu lange ziehen lässt. Es besteht aber ebenfalls die Möglichkeit, diese als Kapseln in der Apotheke zu erlangen. Gerbstoffe wirken der Entzündung entgegen, verringern die Sekretion und bremsen zudem die Darmbewegung aus. Loperamid ist weit entfernt mit Opium verwandt. er wird synthetisch erzeugt und wirkt ausschließlich im Darm. Hier stellt dieser die Darmmuskulatur ruhig. Das hat zur Folge, dass der Stuhl sich länger im Dickdarm aufhält und ihm somit Wasser entzogen wird. Doch sollte hier Vorsicht geboten werden. Der Wirkstoff darf nicht über längere Zeit eingenommen werden und die Dosierungsvorschriften sind penibel genau einzuhalten. Die Folge können sonst ausgeprägte Verstopfungen sein.

Gallensäurebinder hingegen heften sich an die Gallensäure, die eine fördernde Wirkung auf den Durchfall haben. Ein typischer Wirkstoff ist hier Cholestyramin. Allerdings spielt die Gallensäure eine entscheidende Rolle bei der Fettverdauung. Diese Medikamente verhindern daher die Aufnahme fettlöslicher Vitamine. Zu ihnen zählen Vitamin A, D, E und K. Auch Ballaststoffe können den Durchfall Einhalt gebieten. Zu ihnen zählen Flohsamen, Johannisbrotkernmehl und Pektin. Um den Flüssigkeitsverlust aber nicht auf die Spitze zu treiben, sollte man zu den Einnahmen ausreichend Wasser trinken. In einzelnen Fällen kann bei starkem Durchfall eine Elektrolytmischung verordnet werden.

Verstopfung

Verursacht der Reizdarm hingegen eine Verstopfung, so kann in manchen Fällen Bewegung helfen, den Darm wieder in Schwung zu bekommen. Zudem muss auf ausreichende Flüssigkeitsaufnahme geachtet werden. Mindestens zwei bis drei Liter sollten es hier schon täglich sein. Unterstützend können auch Flohsamenschalen und Macrogol eingenommen werden.

Abführmittel, beispielsweise mit dem Wirkstoff Bisacodyl und Natriumpicosulfat, können in der Apotheke bezogen werden. Oft werden diese in Form von Zäpfchen oder Miniklistier eingesetzt und behandeln die Krämpfe und Schmerzen des Reizdarm-Syndroms.

Oftmals geht eine Verstopfung mit Krämpfen und schmerzen einher. Hier kann die Natur sehr gut weiterhelfen. Öle aus Pfefferminz und Kümmel beispielsweise, die in Kapselform konzentriert eingenommen werden können, wirken direkt im Darm, also vor Ort. aber auch Anis und Fenchel haben sich bewährt.

Ist es aber doch mal schlimmer und die pflanzlichen Mittel reichen nicht mehr aus, so können auch krampflösende Mittel zum Einsatz kommen. Der Hauptwirkstoff ist hier meist Butylsopolamin. Meist kommt es in Verbindung mit Schmerzmitteln wie Paracetamol zum Einsatz. Aber auch die Wirkstoffe Mebeverin und Trospiumchlorid werden in solchen Fällen verabreicht.

Blähungen

Durch die gestörte Nahrungsverwertung und die veränderte Darmbewegung kommt es schnell zu einer Gasbildung im Darm. Betroffenen gehen diese oftmals nicht spontan ab und es kommt zu krampfartigen Schmerzen und einem aufgetriebenen Bauch. Auch hier können Öle aus Pfefferminz, Kümmel, Fenchel oder Anis Wunder bewirken. Tatsächlich wirken diese pflanzlichen Mittel nicht nur im Moment der Schmerzen, sondern haben eine vorbeugende Wirkung. Sollte es trotz allem nicht ausreichen, so besteht die Möglichkeit entschäumende Medikamente wie Simethicon und Dimethicon einzunehmen.

Homöopathie

Auch die Homöopathie hat gute Mittel, die bei der Diagnose Reizdarm weiterhelfen können. Ihnen wird eine lindernde und vorbeugende Wirkung nachgesagt. Hauptsächlich kommen hier folgende Mittel zum Einsatz:

- Bismutoxidnitrat (Bismutum subnitricum)
- Cerium oxalicum
- Zitwerblüte (Cina artemisia)
- Alpenveilchen (Cyclamen)
- Ginseng
- Schüssler Salz Kalium sulfuricum

Probiotika

In Form eines Nahrungsergänzungsmittels kommen lebensfähige Bakterien nun zum Einsatz. Ihr Aufgabenbereich ist es, die gestörte Darmflora wieder in Balance zu bringen. Allerdings ist hier noch nicht abschließend geklärt ob und wann der Einsatz von Probiotika eine Wirkung erzielen. Doch gibt es Hinweise, dass Bakterien, wie Bifidobakterium bifidum MIMBb75 eine positive Wirkung ausüben. Fachleute vermuten aber, dass die Wirkung letzten Endes auch von der Form der Erkrankung abhängen. Besondere Erfolge mit Probiotika werden erzielt, wenn dem Reizdarm ein Magen-Darm-Infekt vorangegangen ist.

Entspannung

Stress und akute, sowie chronische Überlastungen sind einer der häufigsten Auslöser für den Reizdarm. Dabei sollten Betroffene hier ein ganz besonderes Augenmerk setzen. Werden die Beschwerden durch psychische oder körperliche Belastungen verschlimmert? auch hier ist das Führen eines Tagesbuchs sinnvoll. Es sollte darauf geachtet werden, weitestgehend alle Stressfaktoren zu vermeiden, die vermieden werden können. Da das aber nicht immer möglich ist, sollten Gegenmaßnahmen eingeleitet werden. Autogenes Training und Progressive Muskelentspannung haben sich als Entspannungsmaßnahme bewährt. Auch Yoga kann zum Einsatz kommen.

Antidepressiva und Psychotherapie

Es gibt einen Zusammenhang zwischen Depressionen und / oder eine Angststörung und dem Reizdarm. Beide Erkrankungen sind mit Stress verbunden und können einen Reizdarm begünstigen. Hier können Antidepressiva und eine Psychotherapie weiterhelfen. Denn hier wurde beobachtet, dass sich umgehend auch die Symptomatik des Reizdarms verbessert. Zudem wirken Antidepressiva beruhigend auf die Muskulatur des Magen-Darm-Trakts und somit können weitere Schmerzen verhindert werden. Allerdings ist ein Antidepressivum hier nicht als Schmerzmittel zu verstehen!

Ernährung

Logisch ist, dass der Darm von Betroffenen viel sensibler reagiert, als bei gesunden Menschen. Für die Ernährung bedeutet dies, dass schwer verdauliche Lebensmittel den Reizdarm viel schneller überfordern können. Allgemeine Empfehlungen bestehen aber nicht. Jeder Patient spricht unterschiedlich auf die Ernährung an. Natürlich hängt es aus von dem Typ des Reizdarms ab. Der Durchfalltyp hat ernährungstechnisch andere Bedürfnisse, als der Verstopfungstyp.

Ballaststoffe

Nicht jeder Betroffene reagiert gut auf Ballaststoffe. Bei dem Verstopfungstyp sind sie aber vielversprechend. Dahingegen können Durchfalltypen von flüssigen Ballaststoffen profitieren. Auch Blähungstypen können von flüssigen Ballaststoffen profitieren.

Ernährungstipps

Ich habe Ihnen hier einige Regeln zur Ernährung zusammengefasst, die von den meisten Betroffenen als hilfreich beschrieben wurden:

- langsames Essen
- kein unnötiges Luft herunter Schlucken (Kohlensäure beispielsweise)
- mehrere kleine Portionen, statt drei große Portionen
- genügend Flüssigkeitszufuhr, hauptsächlich stilles Wasser
- Fette Speisen, Alkohol, starke Gewürze, manchmal auch Kaffee, Nikotin, Hülsenfrüchte, oder Milchprodukte nur in Maßen
- Weißmehlprodukte, Fertigprodukte und Zuckeraustauschstoffe vermeiden
- Darauf achten, wie Speisen zusammengesetzt sind und zu welcher Zeit gegessen wird
- regelmäßige, feste Essenszeiten
- Abends nur leichte Kost, kein üppiges Mahl
- Zeit für das Essen nehmen

Wärme

Eine Wärmflasche oder ein Körnerkissen können auf dem Bauch gelegt Schmerzen und Krämpfe lindern, sowie den Darm beruhigen.

Verlauf und Prognose

Das Reizdarm-Syndrom gehört zu den häufigsten Magen-Darm-Erkrankungen in ganz Deutschland. Ihre Wurzeln liegen zwischen dem 20. und 30. Lebensjahr, wobei Frauen doppelt so oft davon betroffen sind, wie Männer. Das Reizdarm-Syndrom kann sehr unterschiedlich verlaufen, was auch Einfluss auf die Symptome hat. Diese können mal stärker und dann mal wieder weniger stark ausgeprägt sein. Selbst Phasen der Beschwerdefreiheit sind möglich. Meist kommen diese dann aber rasch zurück. Oftmals wechseln sich Blähungen, Verstopfungen, Durchfall und Schmerzen ab. Dieser Zustand lässt die Lebensqualität deutlich schrumpfen. Setzen sich die Betroffenen aber mit den Symptomen auseinander, führen sogar ein Tagebuch, so haben sie gute Chancen, die Symptome zu lindern. Tatsächlich ist die Prognose so gut, dass es 34% der Betroffenen gelingt, durch die Veränderung ihres Verhaltens und gezielter Therapiemaßnahmen die Symptome deutlich zu lindern, bis hin zur völligen Beschwerdefreiheit. Anders sieht es allerdings aus, wenn der Reizdarm bereits über einen gewissen Zeitraum Bestand hat. Hier belegen die Zahlen, dass bei jedem zweiten Betroffenen ein chronischer Verlauf festzuhalten ist. Eine vollständige Heilung der Krankheit ist nach derzeitigem Stand nicht möglich. Ein kleiner Hoffnungsschimmer bleibt: es gibt ebenso keine Anhaltspunkte, dass ein Reizdarm andere schwere Krankheiten auslöst.

FODMAP

In dem Zusammenhang mit dem Reizdarm-Syndrom ist Ihnen sicherlich schon einmal der Begriff FODMAP begegnet. Dabei möchte ich Ihnen hier auch diese Diät vorstellen, da sie im direkten Zusammenhang mit dem Reizdarm-Syndrom steht.

Was ist FODMAP

FODMAP ist eine Abkürzung und steht für **F**ermentierbare, **O**ligosaccharide, **D**isaccharide, **M**onosaccharide **A**nd (und) **P**olyole. Gemeint sind damit bestimmte, kurzkettige Zucker (Kohlenhydrate) und Zuckeralkohole. Sie sind ein natürlicher Bestandteil der Nahrung und somit grundsätzlich nicht gefährlich. Allerdings verbreitet sich immer mehr die Annahme, dass diese FODMAPs den Betroffenen mit dem Reizdarm-Syndrom ganz schön zu schaffen machen.

Werden FODMAPs schlecht im Darm aufgenommen?

Ja, sie werden schlecht resorbiert (aufgenommen). Natürlich ist das nicht einfach eine wage Vermutung, sondern dies hat Gründe:

- Überforderung der Kanäle und Transporter zur Aufnahme von Zucker (Beispielsweise bei Fructose)
- Zuckeralkohole können zu groß für die Passage durch die Darmwand sein
- Überforderung der Enzyme mit der Spaltung des Zuckers (beispielsweise bei Laktase)
- Der Darmwand fehlen Enzyme zur Spaltung gewisser Zucker (beispielsweise Galaktane)

Warum liegt eine FODMAP-Unverträglichkeit nahe?

FODMAPs werden prinzipiell von dem menschlichen Darm schlecht verdaut. Das bedeutet aber nicht, dass sie schlecht sind. Betroffene des Reizdarm-Syndroms reagieren hier aber besonders sensibel drauf. Auch wenn die Gründe noch nicht endgültig geklärt sind, so lassen sich doch folgende Hinweise bestätigen:

Viszerale Hypersensitivität

ein Reizdarm führt zu einer Überempfindlichkeit des Darms. Daraus resultiert, dass die Effekte der FODMAPs schlimmer empfunden werden.

Mikrobiom

das Reizdarmsyndrom führt zu einer Veränderung der Bakterienbesiedlung (Darmflora). Das hat zur Folge, dass die Veränderung mit einer veränderten Gärung der FOD-MAPs einhergeht.

Motilitätsstörung

eine Veränderung der Aktivität der Darmmuskulatur und des Nervensystems des Darms (Darmhirn) führt zu einer erhöhten Krampfneigung der Darmmuskulatur, besonders dann, wenn der Trakt unter Einfluss der FODMAPs steht.

FODMAP-Diät für immer?

Die sogenannten FODMAPs sind die Nahrungsquelle vieler Bakterien im Darm. Führt man nun eine FODMAP-Diät durch, so entzieht man den Mikroorganismen die Lebensgrundlage. Dies betrifft aber nicht nur die „schlechten“, sondern eben auch den „guten“ Bakterien. Daher sollten sich gesunde Menschen genau überlegen, ob sie eine FODMAP-Diät anstreben. Auch für Betroffene des Reizdarm-Syndroms sollten die FODMAP-Diät nicht länger als zwei Monate vollziehen, da auch ihre Darmflora gestört wird. Die allgemeinen Auswirkungen der FODMAP-Diät befinden sich noch in der Forschung und man darf an dieser Stelle also gespannt sein, welche Ergebnisse hier ans Licht kommen.

Liste der erlaubten und nicht erlaubten Lebensmittel (Stand 2019)

Nicht erlaubt	Erlaubt
Gemüse	
• Artischocke • Blumenkohl • Butter Bohnen • Dicke Bohnen • Erbsen • Kichererbsen (mehr als 15 Stück) • Frühlingszwiebeln (weißer Teil) • gebackene Bohnen • Kidney-Bohnen • Knoblauch – ganz zu vermeiden, wenn möglich • Kohl (Kraut) • Lauch (weißer Teil) • Linsen • Paprika GRÜN • Pilze	• Alfalfa • Aubergine • Bohnensprossen • Brokkoli (1/2 Tasse) • Butternuss-Kürbis (1/4 Tasse) • Chili – wenn erträglich • Chinakohl • Chicorée • Erbsen (10 Stück) • Fenchel • Frühlingszwiebel (grüner Teil) • Grüne Bohnen • Grünkohl (ca. 140g) • Gurke • Hokkaido Kürbis • Ingwer • Kartoffeln • Kichererbsen aus der Dose – (1/4

• Rosenkohl (mehr als eine halbe Tasse) • Rote Bete • Schalotten • Sellerie (mehr wie 1/4 Stange) • Sojabohnen • Spargel • Split Erbsen • Topinambur • Weißkohl / Weißkraut • Wirsing • Zuckererbsen • Zuckerschoten • Zwiebeln – ganz zu vermeiden, wenn möglich	Tasse gründlich spülen) • Knoblauchöl • Knollensellerie (40g) • Kohl (1 Tasse) • Kohlrabi • Kürbis (bis 65 g grün, bis 120 g Orange, über 120 g ROT) • Lauch Blätter (grüner Teil) • Linsen aus der Dose – (1/2 Tasse) • Mais (40-60g) • Möhren • Okra • Oliven • Pak Choi • Paprika GELB & ROT • Pastinake • Petersilie • Radieschen • Rettich • Rosenkohl (1/2 Tasse) • Rotkohl / Rot-kraut (bis 90g)

<table>
<tr><td></td><td><ul><li>Römischer Kohl</li><li>Rucola Salat</li><li>Rübe</li><li>Salat</li><li>Schnittlauch</li><li>Sellerie (1/4 Stange)</li><li>Sojasprossen</li><li>Spinat</li><li>Süßkartoffeln (1/2 Tasse)</li><li>Tomaten</li><li>Wasserkastanien</li><li>Zucchini</li></ul></td></tr>
<tr><td colspan="2">Obst</td></tr>
<tr><td><ul><li>Äpfel</li><li>Aprikosen</li><li>Avocado (mehr wie 1/8)</li><li>Backpflaumen</li><li>Bananen (sehr reif)</li><li>Birnen</li><li>Brombeeren</li><li>Datteln</li><li>Johannisbeeren</li><li>Kirschen</li><li>Litschis</li><li>Mango</li><li>Mirabellen</li></ul></td><td><ul><li>Ananas</li><li>Avocado (1/8)</li><li>Bananen (noch leicht grün)</li><li>Blaubeeren</li><li>Cataloup Melone</li><li>Clementinen</li><li>Cranberrys (nicht mehr als 130g frische oder 9g getrocknete Beeren)</li><li>Erdbeeren</li><li>Getrocknete Früchte (1 Ess-löffel)</li></ul></td></tr>
</table>

• Nektarinen • Obstkonserven • Orangensaft frisch über 125 ml • Pampelmuse • Persimone • Pfirsiche • Pflaumen • Rosinen • Verarbeitetes Obst • Wassermelone • Weiße Pfirsiche • Zwetschgen	• Grapefruit (1/2) • Heidelbeeren • Himbeere • Honigmelone • Kaktusfeige • Kiwis • Kumquats • Limonen • Limette • Mandarinen • Maracuja • Melone • Orangen • Orangensaft frisch (1/2 Glas 125 ml) • Papaya • Passionsfrucht • Preiselbeeren • Rhabarber • Sanddorn • Sternfrucht • Weintrauben • Zitrone
Getreide	
• Amaranth • Couscous • Dinkel (wird von vielen vertragen deshalb austesten)	• Brot aus Hafer, Reis, Mais, Kartoffeln gemacht • Buchweizen • Buchweizennudeln

• Eiernudeln • Gebäck aus Weizen • Gerste – große Mengen • Grieß • Kuchen aus Weizen • Paniermehl • Hartweizengrieß Nudeln • Roggen • Teigwaren aus Weizen • Weizen • Weizen-Brötchen • Weizenbrot	• Dinkel (wird von vielen vertragen/austesten) • Kokosnuss – Milch, Sahne, Fleisch • Cornflakes (1/2 Tasse) • Glutenfreie Kekse (ohne Invertzucker) • Glutenfreie Nudeln (auf das Mehl achten) • Glutenfreies Brot • Glutenfreies Getreide (Maismehl usw.) • Hafer • Haferflocken • Haferkleie • Haferkekse • Hirse • Kartoffelchips (Auf die Inhaltsstoffe achten kann Weizen enthalten) • Knäckebrot (glutenfrei) • Maismehl • Polenta

	• Porridge wenn aus Hafer • Quinoa • Reis (Braun und Weiß) • Reiscracker • Reiskleie • Reiskuchen • Reisnudeln • Tortilla-Chips • Weizen-freie oder glutenfreie Brote • Weizen-freie oder glutenfreie Pasta
Milch und Milchprodukte	
• Buttermilch • Cremige Suppen mit Milch • Frischkäse • Hafermilch • Joghurt • Kondensmilch (auch gezuckert) • Kuhmilch • Milcheis • Sauerrahm • Schafsmilch • Schlagsahne (über 125 ml) • Schokolade	• Butter • Hartkäse (Cheddar, Colby, Parmesan, Schweizer) • Hanfmilch • Haselnussmilch • Käse, Brie • Käse, Camembert • Käse, Cheddar • Käse, Feta • Käse, Hüttenkäse • Käse, Mozzarella

• Soßen mit Milch und Sahne (aus Kuh-, Schaf-oder Ziege) • Vanillesoße • Weichkäse (wie Ricotta, bei Brie achten sie ob Laktosearm oder frei) • Ziegenmilch	• Käse, Quark – 2 Esslöffel • Käse, Schweizer • Kokosmilch • Laktosefrei Joghurt • Laktosefreie Kuhmilch • Laktosefreie Milch • Laktosefreie Schlagsahne • Laktosefreier Kefir • Laktosefreies Eis • Mandelmilch • Milchfreie Schokolade oder Pudding • Mozzarella • Parmesan • Reismilch (bis zu 200ml) • Schlagsahne (125ml) • Schweizer Käse • Soja-Protein (vermeiden Sie Sojabohnen)

	• Sojamilch (wenn aus Soja-Protein hergestellt) • Sorbet (achten sie auf die Früchte) • Tempeh • Tofu (keinen Seidentofu)
Nüsse	
• Cashew Nüsse • Pistazien	• Chia Samen (max. 2 EL am Tag) • Kleine Portionen Haselnüsse • Kleine Portionen Walnüsse • Kürbiskerne • Erdnüsse • Hanf Samen (max. 20g) • Haselnüsse (max. 15 Stück) • Leinsamen (max. 15g) • Macadamia Nüsse (max.10 Stück) • Mandeln (max. 10 Stück)

	• Paranüsse (max. 10 Stück) • Sonnenblumen-kerne (max. 6g)
Alkohol	
• Bier mehr als ein Glas • Likör • Portwein • Rum • Schaumwein • Wein (Süß oder halbtrocken) • Weizenbier	• 1 Glas Bier (Gerste, kein Weizenbier) • Gin • Wein (trocken) • Wodka
Proteine	
• Fischkonserven • Wurst (Laktose/ Zwiebel/ /Ge-müse /Weizen)	• Eier • Fisch • Geflügelfleisch • Fisch • Lammfleisch • Rindfleisch • Schweinefleisch
Gewürze und Kräuter	
• Agavensaft • Chutneys • Fruktose Sirup • Gelees	• Ahornsirup ohne HFCS • Basilikum • Balsamico-Essig • Essig

• HFCS (High Fructose Corn Sirup) • Honig • Ketchup • Knoblauch • Knoblauchpulver • Künstliche Süßungsmittel Sorbit, Mannit, Isomalt, Xylit • Marmeladen (je nach Frucht) • Melasse • Relish • Zwiebeln • Zwiebelpulver	• Hausgemachte Brühe • Ingwer • Knoblauch aromatisiertes Öl • Koriander • Leinsamen • Margarine • Majoran • Mayonnaise • Minze • Oliven • Olivenöl • Oregano • Paprikapulver • Petersilie • Pfeffer • Rosmarin • Salz • Schnittlauch • Senf • Soja Sauce (Achten Sie auf Weizen in den Inhaltsstoffen) • Thymian • Zitronengras • Zucker
Zucker und Süßungsmittel	
• Agavaensirup • Fructose	• Glucose • Ahornsirup • Erdnussbutter

• High Fructose Corn Sirup (HFCS) • Honig • Inulin • Isoglucose • Isomalt • Invertzucker • Maltitol • Mannit • Sorbitol • Vollmilchschokolade • Xylitol • Zuckerfreie Bonbons	• Sacharin • Stevia • Sucralose • Zucker – auch als Saccharose
Fermentierte Lebensmittel	
	• Sauerkraut • Wasserkefir

(Quelle: www.fodmaps.de, Stand 2019)

Rezepte

Hier kommen nun die 77 versprochen Rezepte, die allesamt geeignet sind, wenn man an dem Reizdarm-Syndrom erkrankt ist. Die Rezepte sind nach verschiedenen Kategorien eingeteilt. So finden Sie jeweils 11 Rezepte zu den Kategorien Frühstück, Vorspeisen, Mittagessen, Abendessen, Dessert, Snack und Smoothies.

Bitte beachten Sie an dieser Stelle noch einmal meine Anmerkung aus dem Vorwort. Alle Rezepte sind für Reizdarm-Patienten geeignet. Trotzdem kann es durchaus möglich sein, dass Ihnen das eine Rezept guttut, während ein anderes vielleicht weniger hilfreich zu sein scheint. Doch bei 77 Rezepten bin ich überzeugt, dass auch Sie etwas finden. Ich wünsche Ihnen an dieser Stelle viel Spaß beim Nachkochen und natürlich einen guten Appetit.

Frühstück

Mit dem Frühstück beginnt der Tag, so heißt es immer. Doch gerade Reizdarm-Betroffene wissen, dass besonders das Frühstück zu bösen Überraschungen führen kann. Damit sich das ändert, möchte ich Ihnen nun die ersten elf Rezepte vorstellen.

Bananenbrot

20 Scheiben - ca. 50 Minuten Zubereitungszeit

Zutaten

3 Eier
1 TL Zimt
4 Bananen
2 EL Kokosöl
1 TL Vanille-Pulver
60 g gemahlene Mandeln
100 g Haferkleie
1 TL grobes Meersalz
100 g Hirsemehl
1 TL Backpulver

Zubereitung

Bananen, Eier, Vanille, und Fett in einer Rührschüssel vermengen. Haferkleie und Hirsemehl, Mandeln, Salz, Zimt und Backpulver untermischen und ordentlich mischen beziehungsweise verkneten.

Den Teig in eine Kastenform geben und in den auf 180 Grad vorgeheizten Backofen gut 35 Minuten bis zum gewünschten Bräunungsgrad backen.

Aus dem Ofen nehmen und auskühlen lassen.

Tipp

Eine Grundregel zum Verzehr von Bananen gibt es nicht. Einige sagen, dass eine halbe Banane pro Tag in Ordnung ist, andere Stimmen haben kein Limit. Wichtig ist, dass Sie Ihre eigene Verträglichkeit kennen. In dem Rezept sind vier Bananen verarbeitet. Sofern Sie nicht das ganze Brot auf einmal essen, nehmen Sie auch keine vier Bananen zu sich. Testen Sie sich also scheibchenweise heran.

Nährwertangaben

(pro Scheibe, á 55g)

Brennwert	93,8 kcal
Kohlenhydrate	11,9g
Proteine	3,2g
Fette	3,6g

Flohbrötchen

Ergibt ca. 6 Brötchen - ca. 50 Minuten Zubereitungszeit

Zutaten

25 g Flohsamen-Schalen
3 Eiweiß
1 Prise Salz
150 g Mandelmehl
250 ml kochendes Wasser
2 TL (gestr.) Weinstein-Backpulver
nach Belieben zur Verzierung: 1 EL Sonnenblumenkerne, Kürbiskerne oder Sesam

Zubereitung

Den Backofen auf 175 Grad vorheizen.

Das Eiweiß steif schlagen, das Salz unterrühren und kurz weiterschlagen.

Mandelmehl, Flohsamenschalen und Backpulver in einer Schüssel mengen. Das Eiweiß mit dem Knethaken unterheben. Anschließend das heiße Wasser unter ständigem Rühren nach und nach zugeben. Es soll eine breiige bis zähe Masse entstehen.

Aus dem Teig nun 6 Brötchen formen. Auf einem mit Backpapier belegtes Backblech setzen und nach Belieben mit ein paar Kernen oder Sesamsamen berieseln. Etwa 45 Minuten backen.

Die abgekühlten Brötchen lassen sich gut einfrieren und können dann portionsweise aufgebacken werden.

Nährwertangaben

(pro Portion)	
Brennwert	180 kcal
Kohlenhydrate	3,1 g
Proteine	3,1 g
Fette	9,3 g

Getreidebrei

1 Portion - Ca. 5 Minuten + über Nacht im Kühlschrank

Zutaten

2 EL Haferflocken (glutenfrei)
2 EL Dinkelflocken (glutenfrei)
1 EL Buchweizen
2 EL Flohsamenschalen
ca. 150 ml Milch (laktosefrei)
1 TL (schwach entölt, ohne Zucker) Kakaopulver
1 EL Leinöl
1 EL Weizenkeimöl
½ TL Kurkuma
1 Prise Schwarzer Pfeffer

Zubereitung

Hafer- und Dinkelflocken, Chia-Samen und Leinsamen in der Milch einweichen lassen. Dazu über Nacht im Kühlschrank stehen lassen.

Morgens Kakaopulver, Leinöl, Weizenkeimöl, Kurkuma und Pfeffer hinzufügen und genießen.

Nährwertangaben

(1 Portion)

Brennwert	504 kcal
Kohlenhydrate	44 g
Proteine	15 g
Fette	39 g

Quinoa Brei mit Beeren

1 Portion - 15 Minuten Zubereitungszeit

Zutaten

20 g Quinoa
200 ml Milch (laktosefrei)
80 g Beeren
3 EL Mineralwasser, still

Zubereitung

Quinoa zusammen mit der kalten Milch in einem kleinen Topf zum Aufkochen bringen. Bei geringer Hitze ca. 6 Minuten quellen lassen.
Den Brei für knapp 4 Minuten abkühlen lassen.
Die Beeren waschen und trocken tupfen. Mit dem Mineralwasser ca. 7 Minuten bei geschlossenem Deckel köcheln lassen.
Danach pürieren und das Beerenmus unter den Quinoa Brei rühren.

Nährwertangaben

(1 Portion)

Brennwert	214 kcal
Kohlenhydrate	24 g
Proteine	10 g
Fette	9 g

Basischer Frühstücksbrei

2 Portionen - 15 Minuten Zubereitungszeit

Zutaten

½ Honigmelone
2 Karotten
½ Banane
50g Buchweizengrieß
400ml Wasser
1 EL Rapsöl (nativ)
3 EL Walnüsse
1 Prise Salz

Zubereitung

Wasser mit einer Prise Salz zum Kochen bringen. Buchweizengries mit heißem und fließendem Wasser in einem Sieb waschen. Topf vom Herd nehmen und Buchweizengrieß hineingeben. Anschließend unter regelmäßiges Rühren ca. 5 Minuten bei kleiner Hitze köcheln lassen.
In der Zwischenzeit die Karotten waschen, ggf. schälen und fein reiben. Banane zerdrücken. Wer es möchte kann auch alles zusammen mit dem Öl pürieren. Honigmelone in mundgerechte Stücke zerteilen und die Kerne herausnehmen.
Obst-Karottenmischung und das Öl in den noch warmen Frühstücksbrei beimischen. Den basischen Frühstücksbrei mit Buchweizengries in zwei Schälchen füllen und servieren.

Porridge Grundrezept

4 Portionen - 10 Minuten Zubereitungszeit

Zutaten

160g Hirseflocken
600ml Reismilch
1 Prise Zimt
1 Prise Salz

Zubereitung

Die Hirseflocken mit der Reismilch in einem Topf verrühren. Eine Prise Salz und Zimt zugeben. Auf mittlerer Hitze zum Kochen bringen. Zwischendurch immer wieder umrühren. 5 Minuten unter ständigem Rühren köcheln lassen.

Hirse-Kürbis-Brei

4 Portionen - 40 Minuten Zubereitungszeit

Zutaten

400g Kürbis
200g geschälte Kartoffeln
150g Hirse
400ml Wasser
200g Orange
100g Orangensaft
1 EL Rapsöl

Zubereitung

Kürbis und Kartoffeln waschen, schälen und würfeln. Beides zusammen mit der Hirse in 400 ml Wasser in einem Topf geben. Zugedeckt bei mittlerer Stufe ca. 15 Minuten köcheln lassen. Die Orangen schälen, Häute entfernen und würfeln und 5 Minuten mit garen. Hirse-Kürbis-Brei dabei ständig rühren, damit nichts anbrennt. Vom Herd nehmen, Orangensaft zugeben und alles so fein pürieren, wie es die eigenen Vorlieben hergeben. Als Brei sehr fein, als Schonkost nach Schwere der Erkrankung und als Beilage kann der Brei auch etwas stückiger sein. Bei Bedarf mit zusätzlichem Wasser verdünnen. Vor dem Servieren pro Portion einen TL natives Rapsöl einrühren.

Hinweis: Abgekühlt kann man den Hirse-Kürbis-Brei sehr gut portionsweise einfrieren.

Haferkleie mit Banane und Passionsfrucht

1 Portion - 5 Minuten Zubereitungszeit

Zutaten

6 EL Haferkleie
250ml Hafermilch
½ Banane
50g Passionsfrucht

Zubereitung

Haferkleie mit der Hafermilch verrühren und für mindestens 5 Minuten quellen lassen.
In der Zwischenzeit die Passionsfrucht waschen, schälen und in Stückchen schneiden oder nach Belieben reiben. Die halbe Banane in Scheiben schneiden und unterheben.

Grießbrei ohne Ei

4 Portionen - 15 Minuten Zubereitungszeit

Zutaten

60g Dinkelgrieß (glutenfrei)
500ml Milch (laktosefrei), alternativ Reismilch
¼ Banane
etwas Vanille
1 Prise Salz

Zubereitung

Milch, zerdrückte Banane, Vanille und Salz in einen Kochtopf geben und aufkochen lassen.
Den Kochtopf vom Herd nehmen und den Grieß unter Rühren einrieseln lassen.
Den Topf wieder auf die Herdplatte stellen und den Brei für weitere 8 Minuten unter Rühren weiterkochen bis er die gewünschte Konsistenz hat.
Den Grießbrei ohne Ei in Portionsschälchen geben und warm oder kalt servieren.

Glutenfreie Kürbisbrötchen

8 Portionen - 95 Minuten

Zutaten

250g glutenfreie Vollkornmehlmischung
200g Hokkaidokürbis
250ml Wasser
2 gehäufte EL Flohsamenschale
2 TL Backpulver
½ TL Kurkuma
1 TL Salz
1 Brise Natron
2 EL Sonnenblumenöl
1 EL Apfelessig
15g Quinoa (gepufft)

Zubereitung

Ofen auf 200 Grad Ober- und Unterhitze vorheizen. Kürbis halbieren, entkernen und gute 200 g Stück abschneiden. Dieses in Spalten schneiden und auf ein Backblech mit Backpapier legen. Blech in den Ofen geben. Der Kürbis gart im Ofen und sollte nach knapp 15 - 20 Minuten weich genug zum Pürieren sein.

In einer großen Rührschüssel glutenfreie Vollkornmehlmischung, Natron, Kurkuma, Backpulver, gepuffte Quinoa, Salz und gemahlene Flohsamenschalen gut mischen. Sprudelwasser abmessen und separat bereitstellen.

Den garen Kürbis aus dem Ofen nehmen. Mit Öl und Apfelessig pürieren. Dazu am besten ein schmales, hohes Gefäß nutzen. Damit der Kürbis nicht klumpig wird, sondern zu Mus verarbeitet werden kann, kann man etwas Wasser dazugeben. Kürbis Mus in die Schüssel mit dem glutenfreien Mehl geben und unterziehen. Das geht gut mit einem Mixer mit Knethaken. Aber auch mit den Händen funktioniert es gut. Nach und nach das Wasser unterrühren. Reichlich glutenfreies Mehl auf die Arbeitsfläche streuen und den sehr klebrigen Teig zu 6-8 Brötchen formen. Mehl auf die Brötchen geben, damit sie rustikal aussehen. Auf den Boden des Ofens ein hitzefestes Schälchen oder eine Tasse mit heißem Wasser stellen. Der entstehende Wasserdampf macht die Kürbisbrötchen knusprig. Kürbisbrötchen mit einem Kreuz einschneiden und auf ein mit Backpapier ausgelegtes Blech geben. Bei 200 Grad 30 Minuten backen, dann bei 180 Grad 5 weitere Minuten ziehen lassen. Anschließend im ausgeschalteten Backofen noch 5 Minuten garen lassen. Kürbisbrötchen aus dem Ofen nehmen und auf einem Rost auskühlen lassen.

Reiskleie-Frühstücksbrei mit Orange und Hanfsamen

1 Portion - 15 Minuten Zubereitungszeit

Zutaten

40g Reiskleie
20g Haferkleie
½ Orange
150g Mandelmilch
25g Hanfsamen (Geschält)
2 TL Leinöl
etwas Vanille
½ Banane zum Süßen

Zubereitung

Mandelmilch mit der zerdrückten Banane zum Kochen bringen. Topf vom Herd nehmen. Reiskleie, Haferkleie und Vanille in den Topf einrühren und umrühren. Zugedeckt circa 5 bis 7 Minuten quellen lassen. Gelegentlich umrühren.

Orange waschen, schälen und in kleine Stücke schneiden. Reiskleie-Haferbrei erneut umrühren und alle weiteren Zutaten (Hanfsamen, Leinöl und Orange) dazugeben. Alles unterrühren. In einer Schüssel anrichten und am besten noch warm genießen.

Diese Reiskleie-Frühstück ist reich an Mineralstoffen, B-Vitaminen und wertvollen Omega-3-Fettsäuren.

Vorspeisen

Vorspeisen, die sollen Lust auf mehr machen und das erste Hungergefühl dämpfen. Auch, wenn Sie bisher immer stets darauf geachtet haben, sich zu schonen, so brauchen Sie bei den Vorspeisen hier keine Gewissensbisse haben. Sie sind einfach und lecker und machen Lust auf mehr!

Brennnesselsuppe

2 Portionen - 40 Minuten Zubereitungszeit

Zutaten

180g Brennnesseln
4 Kartoffeln
6 EL Olivenöl
500ml Gemüsebrühe
300ml Wasser
etwas Muskatnuss
Salz, Pfeffer
2 EL gerösteter Sesam

Zubereitung

Für die basische Brennnesselsuppe werden die Brennnesselblätter abgezupft, gewaschen und in einen Topf gegeben. So lange dünsten bis sie zerfallen.

Kartoffel, schälen, fein würfeln und hinzufügen. Mit der Gemüsebrühe auffüllen und ungefähr 30 Minuten köcheln lassen. Anschließend fein pürieren und ggf. mit Wasser verdünnen. In der Zwischenzeit Sesamkörner in einer Pfanne ohne Öl anrösten.

Mit Salz, Pfeffer und Muskat abschmecken. Auf einem Teller anrichten und mit Sesam bestreuen.

Zucchini-Fenchel-Suppe

2 Portionen - 30 Minuten Zubereitungszeit

Zutaten

200g Fenchelknolle
2 Zucchinis
1 EL Butter
weißer Pfeffer
500ml Gemüsebrühe
Salz

Zubereitung

Fenchel waschen. Den Strunk aus der Fenchelknolle herausschneiden. Grün für die Garnierung beiseitelegen. Fenchel würfeln. Zucchini schälen und in dünne Scheiben schneiden. Butter in einem Topf zerlassen und Fenchel und Zucchini beifügen und unter Rühren für 3 Minuten dünsten. Gemüsebrühe dazugeben. Die Fenchel-Zucchini-Suppe bei geschlossenem Topf 10 bis 15 Minuten bei geringer Hitze kochen, bis der Fenchel weich ist.
Suppe anschließend pürieren. Wenn sie zu dickflüssig sein sollte, noch etwas Wasser zugeben. Mit Salz und weißem Pfeffer abschmecken.
Fenchelgrün fein hacken, Suppe in einen tiefen Teller oder eine Schüssel füllen und vor dem Servieren mit dem Grün garnieren.

Hirsesuppe

2 Portionen - 35 Minuten Zubereitungszeit

Zutaten

150g Hirse
300g Möhren
1L Wasser
etwas frische Petersilie
½ TL Salz
5g Gemüsebrühe
1 EL Olivenöl

Zubereitung

600 ml leicht gesalzenes Wasser zum Kochen bringen. Hirse beifügen und auf niedriger Stufe 25 Minuten köcheln lassen.
Möhren schälen, waschen und in Scheiben schneiden. Petersilie fein haken. Beides ungefähr 5 Minuten nach dem Beginn der Kochzeit des Reises ins Kochwasser geben.
Nach Ende der Kochzeit einen Esslöffel Öl einrühren. Die Reissuppe vorsichtig mit Gemüsebrühe nachwürzen. Schonkost soll generell nur mild gewürzt sein, um den Magen zu schonen.

Kohlrabi-Suppe

4 Portionen - 65 Minuten Zubereitungszeit

Zutaten

350 g Kohlrabi
1 EL kohlensäurehaltiges Mineralwasser
1 mehligkochende Kartoffel (ca. 100 g)
100 ml Sojacreme
1 EL Rapsöl
750 ml klassische Gemüsebrühe
3 EL Joghurt (0,3 % Fett), laktosefrei
1 Stück Meerrettich (ca. 5 cm)
Salz, Pfeffer

Zubereitung

Kohlrabi waschen und schälen. Kartoffel waschen und schälen. Kohlrabi und Kartoffel in knapp 2 cm große Würfel schneiden.

Öl in einem Topf erhitzen. Kohlrabi und Kartoffel darin bei mittlerer Hitze 5 Minuten andünsten. Die Brühe hinzufügen und zum Kochen bringen.

Suppe bei mittlerer Hitze 40 Minuten köcheln lassen. Die Suppe sehr fein pürieren. Anschließend durch ein feines Sieb in einen zweiten Topf passieren. Dazu das Gemüsepüree mit dem Rücken einer Kelle durch das Sieb drücken.

Sojacreme in die Suppe geben und erneut kurz aufkochen. Mit Salz und Pfeffer abschmecken. Joghurt und Mineralwasser verrühren, mit Salz und Pfeffer würzen.
Meerrettich schälen und fein reiben. Suppe in Tassen füllen, mit Joghurt beträufeln und den Meerrettich darüber rieseln lassen.

Nährwertangaben

(pro Portion)

Brennwert	124 kcal
Kohlenhydrate	10 g
Proteine	4 g
Fette	7 g

Sellerie-Creme-Suppe mit Schinken

2 Portionen - Ca. 40 Minuten Zubereitungszeit

Zutaten

40 g Knollensellerie
4 Scheiben roher, geräucherter Schinken (mager)
1 El Rapsöl
600 ml Fleischbrühe
25 g Kürbiskerne
100 g Sahne (laktosefrei)
1 Prise Muskatnuss
200 ml Milch (laktosefrei), alternativ Mandelmilch
nach Geschmack: Salz und Pfeffer

Zubereitung

Den Knollensellerie putzen, waschen und würfeln. In einem Suppentopf das Öl erhitzen und den Sellerie darin anschwitzen, bis sie leicht gebräunt ist. Mit der Brühe ablöschen und bei schwacher Hitze 15 bis 20 Minuten vorsichtig köcheln lassen, bis der Sellerie weich ist. In der Zwischenzeit den Schinken würfeln und die Kürbiskerne hacken. Die Suppe pürieren. Milch und Sahne beimischen. Mit Salz, Pfeffer und geriebener Muskatnuss abschmecken. Auf zwei Tellern anrichten und mit Schinken und Kürbiskernen garnieren.

Nährwertangaben

(pro Portion)

Brennwert	460 kcal
Kohlenhydrate	13 g
Proteine	25 g
Fette	34 g

Geeiste Gurkensuppe

2 Portionen - Ca. 30 Minuten Zubereitungszeit

Zutaten

1 Salatgurke (ca. 400 g)
½ Zitrone
20 g Sushi-Ingwer
250 ml Dickmilch (laktosefrei)
1 EL Olivenöl
Salz, Pfeffer
1 EL schwarzer Sesam
200 g sehr frisches Lachsfilet (Sushi-Qualität)
2 TL Sesamöl
½ Bund Schnittlauch

Zubereitung

Gurke schälen. Die Enden abschneiden und anschließend die Gurke der Länge nach halbieren.
Kerne mithilfe eines Löffels herauslösen und das Gurkenfleisch grob würfeln. Die Zitrone auspressen. Sushi-Ingwer abtropfen lassen.
Gurkenwürfel mit Dickmilch, Olivenöl, Sushi-Ingwer, 1 EL Zitronensaft, Salz und Pfeffer in ein hohes Rührgefäß geben. Mit einem Stabmixer sehr fein pürieren. Anschließend für 1-2 Stunden sehr kaltstellen.
Sesam in einer kleinen Pfanne ohne Fett anrösten. Dann auf einen Teller geben und abkühlen lassen.

Den Lachs abspülen und gut trockentupfen. Zuerst in schmale Streifen schneiden, anschließend in feine Würfel weiterverarbeiten und in eine Schüssel geben.

Lachsfilet waschen, trockentupfen und entgräten. Schnittlauch waschen, trockenschütteln und in feine Röllchen schneiden. Mit Sesam und Sesamöl gemeinsam zum Lachs geben. Salzen, pfeffern und mit Zitronensaft abschmecken. In die geeiste Gurkensuppe geben und sofort servieren, da die Gurkensuppe kalt bleiben sollte.

Nährwertangaben

(pro Portion)

Brennwert	358 kcal
Kohlenhydrate	17 g
Proteine	25 g
Fette	20 g

Rotbarben mit Knusperkruste

2 Portionen - 25 Minuten Zubereitungszeit

Zutaten

1 Stück Ingwerwurzel (ca. 30 g)
½ Limette
3 EL Sojasauce
1 EL süße Chilisauce
2 Bund Frühlingszwiebeln (Nur das Grün verwenden, nicht das Weiße der Frühlingszwiebeln)
1 EL Öl
½ Bund Basilikum
6 Rotbarben Filets (à 50 g)
Salz, grob gemahlener Pfeffer
35 g asiatisches Reisgebäck

Zubereitung

Ingwer mit dem Sparschäler schälen und fein reiben. Limette auspressen und den Limettensaft mit Ingwer, Sojasauce und Chilisauce mischen.

Frühlingszwiebeln putzen, waschen und in 4 cm lange Stücke schneiden. Öl in einer Pfanne erhitzen und die Frühlingszwiebeln darin bei großer Hitze unter ständigem Rühren für 2 Minuten anbraten.

Mit der Würzsauce ablöschen. Anschließend in einer Auflaufform verteilen.

Basilikum waschen, trockenschütteln, die Blätter abzupfen und über die Frühlingszwiebeln geben.

Fischfilets abspülen, trockentupfen. Dann salzen und pfeffern. Mit der Haut nach oben auf das Zwiebelgemüse legen.
Asia-Gebäck mit einem Löffel grob zerstoßen. Anschließend über die Fischfilets streuen. Im vorgeheizten Backofen bei 200 °C (Umluft: nicht empfehlenswert, Gas: Stufe 3) etwa 10 Minuten garen. Fisch aus der Form heben und mit dem Zwiebelgemüse servieren.

Nährwertangaben

(pro Portion)

Brennwert	350 kcal
Kohlenhydrate	25 g
Proteine	37 g
Fette	10 g

Gedünstete Muscheln

4 Portionen - 50 Minuten Zubereitungszeit

Zutaten

200 ml Weißwein, trocken
1 kg Miesmuscheln
1 Fenchelknolle (ca. 200 g)
1 große Möhre (ca. 150 g)
2 TL Knoblauchöl
3 Zweige Thymian
2 EL Öl
Salz, Pfeffer
240 g Dosentomaten (Abtropfgewicht)

Zubereitung

Die Bärte der Muscheln entfernen. Muscheln unter kaltem Wasser gründlich abbürsten. Offene Muscheln müssen weggeworfen werden.
Entbartete Muscheln erneut kalt abspülen. Dann in einem Sieb gut abtropfen lassen und bis zur Verwendung kaltstellen.
Möhren putzen, schälen und waschen. Fenchel putzen, waschen, den Strunk entfernen. Alles in 5 cm lange Streifen schneiden. Dann den Thymian waschen.
Öl und Knoblauchöl in einem großen, breiten Topf erhitzen. Gemüse darin bei mittlerer Hitze 3 Minuten unter Rühren farblos andünsten. Muscheln dazugeben und 1 weitere Minute dünsten.

Weißwein, Dosentomaten und Thymian dazugeben. Mit Salz und Pfeffer würzen und aufkochen. Zugedeckt unter mehrmaligem Wenden 5-7 Minuten garen, bis sich alle Muscheln geöffnet haben. Muscheln, die sich nicht geöffnet haben, müssen aussortiert werden.

Nährwertangaben

(pro Portion)

Brennwert	328 kcal
Kohlenhydrate	19 g
Proteine	26 g
Fette	13 g

Fenchelsalat

4 Portionen - 30 Minuten Zubereitungszeit

Zutaten

1 große Fenchelknolle (ca. 500 g)
1 kleine Bio-Orange
1 TL Dijonsenf
½ Zitrone
100 g Rinderfilet, gedünstet und in Scheiben geschnitten
3 EL kaltgepresstes Olivenöl
Salz, Pfeffer

Zubereitung

Den Fenchel putzen, waschen, trockentupfen. Mit dem Gemüsehobel oder mit der Aufschnittmaschine in hauchdünne Scheiben schneiden.
Orange heiß abspülen, trockenreiben und etwa die Hälfte der Schale fein abreiben.
Orange auspressen und 2 EL Saft abnehmen. Zitrone ebenfalls auspressen und 1 EL Saft abnehmen.
Fenchelwürfel mit den Rinderfiletscheiben auf einer Platte dekorativ anrichten.
Orangensaft, Zitronensaft, Senf, Salz und Pfeffer verrühren. Olivenöl unterheben. Die Sauce über die Zutaten gießen. Die Soße 10 Minuten ziehen lassen und servieren.

Nährwertangaben

(pro Portion)

Brennwert	193 kcal
Kohlenhydrate	6 g
Proteine	7 g
Fette	15 g

Bornholmer Salat

2 Portionen - 25 Minuten Zubereitungszeit

Zutaten

200 g geräuchertes Makrelenfilet
1 TL Knoblauchöl
3 EL Olivenöl
¼ Stange Staudensellerie
1 Chicorée
4 mittelgroße Tomaten (ca. 300 g)
1 EL Weißweinessig
Salz, Pfeffer
3 Stiele Dill

Zubereitung

Sellerie waschen, entfädeln und in feine Würfel schneiden. Tomaten waschen, die Stielansätze keilförmig herausschneiden und dann die Tomaten in Scheiben schneiden.

Gemeinsam mit Tomaten und Sellerie in einer Schüssel mischen. Olivenöl, Knoblauchöl, Essig, Salz und Pfeffer verrühren, über die Zutaten in der Schüssel geben.

Chicorée putzen, waschen und in sehr feine Streifen schneiden. Dill waschen, trockenschütteln und grob hacken.

Makrelenfilet gegebenenfalls häuten und in kleine Stücke zupfen. Chicorée, Dill, Makrele mit den restlichen Zutaten zum Bornholmer vermischen und sofort servieren.

Nährwertangaben

(pro Portion)

Brennwert	477 kcal
Kohlenhydrate	29 g
Proteine	25 g
Fette	28 g

Zucchinisuppe

2 Portionen - 30 Minuten Zubereitungszeit

Zutaten

350g Zucchini
1 Kartoffel
3EL Olivenöl
1EL Butter
500ml Gemüsebrühe
100g Petersilie
Salz, Pfeffer
1 EL Zitronensaft
10g Parmesan

Zubereitung

Kartoffel schälen und grob raspeln.
2 EL Olivenöl und Butter in einem Topf erhitzen. Kartoffelraspel beifügen und dünsten.
Mit Gemüsebrühe ablöschen und 10 Min. zugedeckt köcheln lassen.
Zucchini längs vierteln und in gut 1 cm große Stücke schneiden. Anschließend in den Topf geben und 5 Min. kochen lassen. Petersilie fein hacken.
Suppe vom Herd nehmen und mit einem Stabmixer vorsichtig fein pürieren.
Mit Salz, Pfeffer und Zitronensaft abschmecken.
Auf tiefe Teller füllen, mit Petersilie und geriebenem Parmesan bestreuen. Nach Wunsch mit Olivenöl beträufeln.

Mittagessen

Wer ein warmes Mittagessen zu schätzen weiß, der kann sich Glückspilz nennen. Denn abends sollten Reizdarm-Patienten auf ein deftiges Mahl nach Möglichkeit verzichten. Da bleibt nur das Mittagessen, um fast reuelos Schlemmen zu können. Sie glauben mir nicht? Dann lassen Sie sich von den nächsten elf Rezepten überzeugen.

Buchweizennudeln mit Bärlauch Pesto

2 Personen - Ca. 30 Minuten Zubereitungszeit

Zutaten

80 g Walnusskerne
180 g Buchweizennudeln
etwa 50 ml natives Olivenöl
1 Strauß (ca. 10 Blatt) Bärlauch
Pfeffer
1 Glas getrocknete, in Öl eingelegte Tomaten
½ TL Meersalz

Zubereitung

Die Nudeln nach Packungsanweisung kochen.

Inzwischen den Bärlauch waschen und grob zerkleinern. Alle weiteren Zutaten in einen Mixer einer Küchenmaschine geben oder in einem hohen, schmalen Gefäß mit einem Stabmixer pürieren.

Das Pesto sollte eine cremige Konsistenz haben - gegebenenfalls mehr Olivenöl oder 1 EL vom Nudelwasser hinzufügen.

Tipp

Man kann das Pesto auch auf Vorrat herstellen. In einem verschlossenen Glas hält sich es im Kühlschrank gut eine Woche. Die Oberfläche sollte mit Öl bedeckt sein.

Nährwertangaben

(pro Portion)

Brennwert	895 kcal
Kohlenhydrate	74 g
Proteine	23 g
Fette	57 g

Kräuter-Omelett mit Räucherlachs

2 Portionen - Ca. 20 Minuten Zubereitungszeit

Zutaten

300 g Salatgurke
Salz
1 Kästchen Gartenkresse
50 g Räucherlachs
3 Eier
Pfeffer
2 EL Mineralwasser
2 EL Kefir
2 EL frisch gehackter Dill
2 EL Schnittlauchröllchen
2 EL Rapsöl

Zubereitung

Die Gurke waschen oder schälen und schräg in dünne Scheiben zerschneiden, auf Tellern flach auskleiden und mit Salz bestreuen. Den Lachs in Würfel schneiden. Die Kresse vom Beet schneiden, waschen und vorsichtig trocken tupfen.

Die Eier mit Salz, Pfeffer, Mineralwasser und Kefir verquirlen. Dill und Schnittlauch hinzugeben.

Das Öl in einer Pfanne erhitzen, die Eiermasse hineingeben und darin bei schwacher Hitze zu einem Omelett stocken lassen.

Mit Lachswürfeln und Kresse bestreuen. Zusammenklappen, halbieren und auf den Gurkenscheiben anrichten. Sofort servieren.

Nährwertangaben

(pro Portion)

Brennwert	320 kcal
Kohlenhydrate	5 g
Proteine	18 g
Fette	24 g

Mediterraner Seefisch-Topf

4 Portionen - Ca. 40 Minuten Zubereitungszeit

Zutaten

100 g Schafskäse (laktosefrei)
2-3 TL Knoblauchöl
zum Braten: 2 EL raffiniertes Olivenöl
Majoran
500 g frische Tomaten, alternativ: 1 große Dose Tomaten
Salz, Pfeffer
Rosmarin
600-800 g gemischtes Seefischfilet (Fettfisch und Magerfisch) z.B. Kabeljau, Seelachs oder Lachs (frisch)
1 Zitrone
frisches Basilikum
120 g entsteinte Oliven

Zubereitung
Die Tomaten waschen und ebenfalls würfeln.

Knoblauchöl und Öl in einem Topf erhitzen und anschließend die Tomaten hinzufügen und köcheln lassen, bis der Saft dick wird. Zwischendurch gelegentlich umrühren. Mit den getrockneten Kräutern, Salz und Pfeffer abschmecken.

Das Fischfilet mit Zitronensaft beträufeln und mit etwas Olivenöl einreiben. In etwa 2 cm große Stücke schneiden und in die köchelnde Tomatensoße geben. Den Schafskäse würfeln und darüber streuen. Das Ganze noch etwa zehn Minuten köcheln lassen.

Die Oliven in Ringe schneiden. Das Basilikum waschen, einige schöne Blätter zum Garnieren beiseitelegen, den Rest hacken. Oliven und Basilikum zur Fischsoße geben und das Gericht zum Servieren mit einigen Basilikumblättern verzieren.

Als Beilage eignet sich eine kleine Portion Kartoffeln oder Reis.

Dieses Gericht ist reich an leicht verdaulichem, hochwertigem Eiweiß, Jod und den ungesättigten Omega-3-Fettsäuren. Hinzu kommt die wertvolle Ölsäure aus dem Olivenöl sowie vitamin- und mineralstoffreiches Gemüse. Die Kohlenhydratmenge ist relativ gering.

Nährwertangaben

(pro Portion)	
Brennwert	388 kcal
Kohlenhydrate	5,2 g
Proteine	44,4 g
Fette	20,3 g

Putenschnitzel auf gebratenen Zucchini-Nudeln

2 Portionen - Ca. 40 Minuten Zubereitungszeit

Zutaten

150 g Spaghetti (glutenfrei)
2 (je ca. 150 g) Putenschnitzel (frisch und unpaniert)
Salz
1 – 2 Zucchini (ca. 300g)
3 EL (Sesamöl, Kokosfett oder raffiniertes Rapsöl) Bratöl
gemahlener Koriander
Cayenne-Pfeffer
2 EL gehackter Koriander
alternativ: Petersilie

Zubereitung

Die Spaghetti in reichlich kochendem Salzwasser nach Packungsanweisung bissfest kochen. Die Nudeln in ein Sieb abgießen, kalt abschrecken und gut abtropfen lassen.

Inzwischen die Zucchini schälen und filetieren. Die Zucchini-Filets in dünne, etwa 4 cm lange Streifen schneiden. Die Putenschnitzel waschen und trocken tupfen, vorsichtig plattieren und salzen. 1 EL Öl in einer beschichteten Pfanne erhitzen und die Schnitzel darin auf beiden Seiten goldgelb anbraten. Herausnehmen und in Alufolie gewickelt warmhalten.

Das restliche Öl in die Pfanne geben und die Zucchini dazugeben und unter Rühren solange braten, bis sie Farbe angenommen haben. Die Nudeln dazugeben und etwa 1 Minute anbraten. Anschließend dann alles mit Salz, Cayenne-Pfeffer und einer Prise gemahlenem Koriander pikant abschmecken. Die Zucchini-Bratnudeln auf die Teller verteilen und die Putenschnitzel darauflegen. Zum Servieren mit dem Koriander bestreuen.

Die Zucchini-Spaghetti auf zwei Tellern anrichten und die Putenschnitzel obenauf legen. Mit dem Koriandergrün bestreut servieren.

Nährwertangaben

(pro Portion)

Brennwert	590 kcal
Kohlenhydrate	68 g
Proteine	20 g
Fette	24 g

Süßkartoffel-Auflauf

2 Portionen - Ca. 50 Minuten Zubereitungszeit

Zutaten
2 Süßkartoffeln
2 EL Olivenöl
Meersalz
Pfeffer
150 g Feta (laktosefrei)
5 kleine Tomaten

Zubereitung
Den Ofen auf 200 Grad Umluft vorheizen.

Die Süßkartoffeln schälen und würfeln. Mit Olivenöl, Meersalz und Pfeffer in einer Schüssel vermengen. In eine Auflaufform geben und zunächst 20 Minuten im Ofen vorgaren.

Währenddessen den Feta würfeln, die Tomaten waschen und vierteln.

Die Süßkartoffeln kurz aus dem Ofen holen, mit Feta und Tomaten bestreuen und dann den Auflauf weitere 10 Minuten im Backofen garen.

Nach Belieben mit Kräutern der Provence und/oder getrockneten Tomatenflocken bestreuen.

Nährwertangaben
(pro Portion)

Brennwert	549 kcal
Kohlenhydrate	53 g
Proteine	16 g
Fette	53 g

Hähnchenbrust überbacken mit Spinat und Schafskäse

4 Portionen - Ca. 40-45 Minuten Zubereitungszeit

Zutaten

450 g tiefgekühlter Blattspinat
frisch geriebene Muskatnuss
4 (je ca. 150 g) Hähnchenbrustfilets
Salz
100 g Schafskäse (laktosefrei)
Pfeffer
2 TL Sesamöl oder Rapsöl

Zubereitung

Den Backofen auf 220 Grad vorheizen. Den Spinat auftauen lassen. Inzwischen die Hähnchenbrustfilets waschen und trocken tupfen. Mit Salz und Pfeffer auf beiden Seiten großzügig würzen. 1 TL Öl in einer Pfanne erhitzen (Vorsicht, es darf nicht rauchen!) und das Hähnchenfleisch darin von beiden Seiten kurz anbraten bis es braun wird.

Das übrige Öl in der Pfanne erhitzen und den Spinat darin kurz vorgaren, vom Herd nehmen und mit Salz, Pfeffer und Muskatnuss würzen.

Die angebratenen Hähnchenbrustfilets in eine Auflaufform legen und den Spinat darauf verteilen. Den Schafskäse in Würfel schneiden und darüberstreuen. Alles im

Ofen auf der mittleren Schiene für etwa 25 Minuten überbacken. Herausnehmen und vor dem Servieren kurz abkühlen lassen.

Nährwertangaben

(pro Portion)

Brennwert	310 kcal
Kohlenhydrate	3 g
Proteine	43 g
Fette	14 g

Quinoa mit Hirsch-Schoko-Soße

4 Portionen - 120 Minuten Zubereitungszeit

Zutaten

600 g Hirschfleisch (aus der Schulter oder Keule)
200 ml Rotwein (trocken) oder Wildfond
250 g geschälte Tomaten (Dose, Abtropfgewicht)
2 Möhren (ca. 175 g)
¼ Stange Staudensellerie
300 ml Geflügelbrühe
2-3 TL Knoblauchöl
3 EL Öl
Salz, Pfeffer
1 EL Tomatenmark
75 ml Cranberry Saft
250 g Quinoa
50 g dunkle Schokolade (mind. 70 % Kakaogehalt
2 Zweige Rosmarin

Zubereitung

Hirschfleisch waschen, trockentupfen und in 1 cm große Würfel zerschneiden. Möhren schälen, Sellerie putzen, waschen und gegebenenfalls entfädeln. Alles in feine Würfel schneiden.

Öl und Knoblauchöl in einem geeigneten Topf erhitzen, Fleisch darin rundherum scharf anbraten. Herausnehmen und mit Salz und Pfeffer abschmecken.

Gemüse im Topf unter Rühren goldbraun anbraten.

Tomatenmark beifügen und kurz anrösten. Rotwein- und Cranberry Saft einrühren. Flüssigkeit in 10-15 Minuten vollständig einkochen lassen. Fleisch, Tomaten mit Saft und Brühe in den Topf geben. Aufkochen und bei kleiner Hitze 1 Stunde bei zugedecktem Topf schmoren.

Nach etwa 50 Minuten Kochzeit reichlich Salzwasser zum Kochen bringen und die Quinoa nach Packungsanleitung bissfest garen. Schokolade grob hacken.

Rosmarin waschen und trockenschütteln, Nadeln von den Zweigen rupfen und hacken. Mit der Schokolade in den Topf zum Fleisch geben und weitere 5-10 Minuten erhitzen lassen. Mit Salz und Pfeffer würzen.

Nudeln in einem Sieb abgießen und mit der Hirsch-Schoko-Sauce servieren.

Nährwertangaben

(pro Portion)

Brennwert	705 kcal
Kohlenhydrate	73 g
Proteine	57 g
Fette	18 g

Putengeschnetzeltes mit Zucchini und Reis

2 Portionen - 40 Minuten Zubereitungszeit

Zutaten
250g Putenbrust
1 Zucchini
3 Möhren
200ml Wasser
3EL Naturjoghurt (laktosefrei)
140g Basmatireis
3 EL Olivenöl
Meersalz

Zubereitung
Olivenöl in einem Topf erhitzen und 140 g Reis dazugeben und mit 200 ml Wasser aufgießen. Aufkochen lassen. Meersalz hinzufügen und bei schwacher Hitze zugedeckt ca. 15 Minuten kochen.
Inzwischen das Putenbrustfilet waschen und mit Küchenpapier trockentupfen. Anschließend in Streifen schneiden. Zucchini und Karotten waschen und in feine Streifen zerschneiden. In einer Pfanne die Karotten mit Olivenöl anrösten. Zucchini beifügen und ca. 5 Minuten bei mittlerer Hitze dünsten. Dabei oft umrühren.
Gemüse aus der Pfanne auf einen Teller geben und in derselben Pfanne Olivenöl erhitzen, Putenstreifen anbraten und mit Meersalz würzen. 1/8 l Wasser zufügen, kurz aufkochen und das Gemüse zugeben. Umrühren vom Herd nehmen und Jogurt untermengen. Putengeschnetzeltes mit dem Reis auf einem Teller anrichten. Guten Appetit!

Gefüllte Paprika mit Quinoa

4 Portionen - 55 Minuten Zubereitungszeit

Zutaten

250g Quinoa
500ml Gemüsebrühe
4 rote Paprika
1 Zweig Koriander
2EL Olivenöl
150ml Gemüsebrühe
80g Butter
1TL Paprikapulver edelsüß
schwarzer Pfeffer

Zubereitung

Quinoa mit warmem Wasser abspülen, bis es klar bleibt. Gemüsebrühe aufkochen und Quinoa abgedeckt darin 15 Minuten auf kleiner Flamme garen.
Paprikaschoten gut und gründlich waschen. Deckel abschneiden, Innenhäute und Kerne entfernen. Koriander waschen, trocken schütteln und hacken.
Eine Auflaufform mit einem Teelöffel Öl auspinseln. Quinoa vom Herd nehmen, wenn nötig muss das Wasser abgegossen werden. Abkühlen lassen. Backofen auf 220 Grad vorheizen (bei Umluft auf 200 Grad, Gas Stufe 3/4). Restliches Öl in einem Topf erhitzen und Quinoa und Koriander dazugeben und verrühren. Die Paprika mit der Quinoa-Mischung befüllen und den Deckel daraufsetzen.

Gefüllte Paprika mit Quinoa in die Auflaufform setzen, Gemüsebrühe auf den Boden geben und im heißen Backofen bei 220 Grad zwischen 20-25 Minuten garen.
Butter in einem Topf zerlassen, mit Paprikagewürz und Pfeffer würzen. Gefüllte Paprika mit Quinoa auf 4 Tellern anrichten und mit Butter beträufeln.

Quark-Öl-Teig-Pizza

4 Portionen - 45 Minuten Zubereitungszeit

Zutaten

300g Dinkelmehl (glutenfrei)
3TL Backpulver
150g Magerquark
6 EL Olivenöl
35g Wasser
1 TL Salz

Zubereitung

Mehl und Backpulver in einer Schüssel mischen. Quark gut abtropfen lassen, ansonsten könnte der Quark-Öl-Teig zu nass werden. Quark, Salz, Wasser und Öl zugeben und alles mit den Knethaken des Handrührers zu einem glatten Teig verkneten.

Blech einfetten oder mit Backpapier auslegen, Quark-Öl-Pizza-Teig ausrollen und auf dem Blech verteilen.

Pizzabelag des Quark-Öl-Teiges nach Belieben wählen. Zum Beispiel mit Paprikamark (ist Histamin arm) mit Olivenöl und Salz auf dem Quark-Öl-Teig verteilen und mit dünnen Zucchinischeiben, Schafskäse, schwarzen Oliven und Sesam belegen. Den Backofen auf 200 °C (Ober-/Unterhitze) bzw. 180 °C (Umluft) vorheizen. Das Backblech in den Backofen schieben und den Quark-Öl-Teig 25 Minuten backen. Je nach Belag der Quark-Öl-Teig-Pizza kann die Backzeit etwas variieren.

Gemüse-Ratatouille aus der Pfanne

2 Portionen - 40 Minuten Zubereitungszeit

Zutaten

1 Zucchini
1 Paprika rot
1 Paprika gelb
1 Aubergine
200g Tomaten aus der Dose
getrockneter Rosmarin
5EL Olivenöl
Salz
1-2 TL Knoblauchöl

Zubereitung

Die Gemüse in etwa gleich große Stücke zerschneiden.
Das Gemüse in Olivenöl und Knoblauchöl in der Pfanne andünsten.
Nach 15 Minuten dünsten die Tomaten hinzugeben und weitere 5-10 Minuten dünsten.
Mit Salz, Pfeffer und gehacktem Rosmarin abschmecken.
Das Gemüse-Ratatouille kann auch kalt gegessen werden.

Tipp: Sollten Sie keine Paprika vertragen, dann können Sie die Paprika gegen Pastinake, Pak Choi, Kürbis oder auch Brokkoli austauschen.

Abendessen

Betroffene, die am Reizdarm-Syndrom leiden, sollten unbedingt darauf achten, dass Sie abends kein üppiges Mahl zu sich nehmen. Es empfehlen sich also leckere Suppen und leichte Gerichte mit Fisch. Neugierig geworden? Hier kommen elf Rezepte für das perfekte Abendessen.

Ribollita (ohne Brot)

8-10 Portionen - 120 Minuten Zubereitungszeit

Zutaten
1 große Mangoldstange
4 EL Olivenöl
2 Karotten
¼ Stange Sellerie
2 mittelgroße Kartoffeln (festkochend)
ca. ¼ Kopf eines mittelgroßen Chinakohls
1 TL getr. Thymian
1 gestr. TL gem. Rosmarin
150 g Spinat (eine Handvoll)
1-1½ l Gemüsebrühe (Zutaten prüfen!)
2 kleine Zucchini
3 Tomaten oder ½ Dose Tomaten
Steinsalz oder Meersalz
Pfeffer
Zum Servieren:
etwas Olivenöl
etwas Geriebenen Parmesan

Zubereitung

Karotten und Kartoffeln schälen und würfeln.

Selleriestangen waschen und in 2-3 mm dicke Scheiben schneiden.

Kohl ggf. waschen und in schmale Streifen zerschneiden.

Mangold (Stiel und Blatt) waschen und in mundgerechte Stücke zerschneiden.

Spinat waschen, Stiele entfernen und ebenfalls grob zerschneiden. Zucchini waschen und in kleine Würfel schneiden. Tomaten waschen und klein würfeln.

Olivenöl in einem großen Topf erhitzen.

Karotten, Kartoffeln, Sellerie, Kohl und Kräuter hinzufügen und bei mittlerer Hitze 10-15 Min. dünsten. Alle paar Minuten rühren. Mangold, Spinat, Zucchini und Tomaten unterrühren und mir der Brühe aufschütten. Abgedeckt eine gute Stunde köcheln lassen.

Mit Salz und Pfeffer abschmecken.

Abkühlen lassen und über Nacht kaltstellen.

VOR DEM SERVIEREN

Suppe erhitzen, gelegentlich umrühren.

In Suppentassen füllen, etwas Olivenöl darüber träufeln und geriebenen Parmesan dazu reichen.

Fischfilet im Gemüsebett

4 Portionen - Ca. 40 Minuten Zubereitungszeit

Zutaten

¼ Stange Sellerie
600 g Fischfilet
2 mittelgroße Möhren
1 EL Meerrettich
1 EL Rapsöl
250 ml Gemüsebrühe
1 Stange Lauch (Nur das Grün verwenden, nicht das Weiße der Frühlingszwiebeln)
Pfeffer
2 Tomaten
½ Bund Schnittlauch
4-5 EL Sahne (laktosefrei)
1 TL Speisestärke
Salz

Zubereitung

Möhren und Sellerie schälen und waschen. Mit dem Sparschäler erst in Scheiben, dann in einen Zentimeter breite Streifen schneiden. In dem Rapsöl andünsten, die Gemüsebrühe angießen und zugedeckt alles fünf Minuten köcheln lassen. Den Lauch putzen, waschen, in Streifen schneiden und beifügen. Mit wenig Salz würzen.

Die Tomaten mit heißem Wasser überbrühen, abziehen, entkernen und in Würfel schneiden. Den Schnittlauch waschen und in Röllchen schneiden. Die Hälfte der Tomaten und des Schnittlauchs zu dem Gemüse geben. Die Sahne mit der Speisestärke mischen und ebenfalls dazugeben. Alles kurz aufkochen lassen. Den Meerrettich untermischen.

Das Fischfilet abspülen, trocken tupfen und in vier Stücke schneiden. 4 große Stücke Alufolie ausbreiten und das Gemüse darauf aufteilen. Mit den Fischfilets belegen und mit Salz und Pfeffer würzen. Die Alufolie schließen und die Päckchen auf einem Backblech im Backofen 15 Minuten bei 180-200 °C im vorgeheizten Backofen backen.

Die Säckchen kurz öffnen, mit den restlichen Tomaten und Schnittlauch bestreuen, wieder verschließen und servieren.

Nährwertangaben

(pro Portion)

Brennwert	302 kcal
Kohlenhydrate	9 g
Proteine	39 g
Fette	11 g

Omelett mit Tomaten

2 Portionen - Ca. 15-20 Minuten Zubereitungszeit

Zutaten
2 frische Tomaten
3 Eier
100 g Feta (laktosefrei)
2 getrocknete Tomaten
2 EL Mineralwasser
Salz
2 EL Rapsöl
Pfeffer

Zubereitung
Den Feta zerbröckeln. Die getrockneten Tomaten in feine Scheiben zerschneiden. Die frischen Tomaten waschen, zweiteilen, entkernen und fein würfeln. Die Eier mit Salz, Pfeffer und Mineralwasser vermengen. Das Öl in einer Pfanne erhitzen und die Eiermasse zugießen, mit dem Feta und den Tomaten bestreuen und bei milder Hitze stocken lassen. Das Omelett halbieren und auf zwei Tellern anrichten.

Nährwertangaben
(pro Portion)

Brennwert	315 kcal
Kohlenhydrate	6 g
Proteine	18 g
Fette	21 g

Brasilianischer Fischtopf

4 Portionen - 45 Minuten Zubereitungszeit

Zutaten

400 g weißes Fischfilet (Heilbutt, Seeteufel oder Kabeljau)
2 rote Chilischoten
4 TL Knoblauchöl
3 Paprikaschoten (je 1 kleine gelbe, rote, grüne; à ca.125 g)
1 l Geflügelbrühe
200 g Garnelen (ohne Kopf und Schale)
5 Tomaten (ca. 400 g)
¼ Stange Staudensellerie
2 EL Öl
Salz, Pfeffer
1 Stück Ingwer nach Belieben
200 ml Kokoswasser
1 EL gemahlener Kreuzkümmel
1 Limette
1 Bund Koriander
1 Bund Frühlingszwiebeln nach Belieben (Nur das Grün verwenden, nicht das Weiße der Frühlingszwiebeln)

Zubereitung

Paprikaschoten halbieren, entkernen und putzen. Paprika in 1 cm große Würfel schneiden.

Tomaten waschen, die Stielansätze keilförmig herausschneiden. Tomaten vierteln und entkernen.

Chilischoten waschen, längs halbieren und entkernen. Chilischoten fein hacken. Staudensellerie waschen, putzen und gegebenenfalls entfädeln, in Würfel zerschneiden.

Das Öl und Knoblauchöl in einem großen Topf erhitzen. Paprika- und Selleriewürfel darin bei mittlerer Hitze 4–5 Minuten unter Rühren andünsten. Tomaten und Chili hinzufügen und 1 Minute dünsten. Salzen und pfeffern. Ingwer nach Belieben fein hacken und zugeben.

Kokoswasser und Brühe aufgießen, mit Kreuzkümmel würzen und aufkochen. 10 Minuten bei kleiner Hitze kochen. Inzwischen aus der Limette 3 EL Saft ausdrücken. Koriander waschen, trockenschütteln und die Blättchen abpflücken. Den Fisch trockentupfen und in große Stücke zerschneiden. Nach Belieben Frühlingszwiebeln waschen, putzen und in dünne Scheiben schneiden.

Garnelen in den Topf geben, dann die Fischstücke hinzugeben und bei kleiner Hitze zugedeckt in 5 Minuten garziehen lassen. Den Eintopf mit Limettensaft würzen und Koriander bestreuen. Frühlingszwiebeln gegebenenfalls separat zum Eintopf geben.

Tipp: Nicht jeder Mensch mit einem Reizdarm verträgt Schärfe gut. Durchaus kann es sein, dass Ihnen der Chili nicht guttut. Wenn Sie wissen, dass Sie sensibel auf scharfes Essen reagieren, dann lassen Sie den Chili einfach weg.

Nährwertangaben
(pro Portion)

Brennwert	280 kcal
Kohlenhydrate	15 g
Proteine	34 g
Fette	7 g

Thunfisch-Tatar

4 Portionen - 40 Minuten Zubereitungszeit

Zutaten

2 Frühlingszwiebeln (Nur das Grün verwenden, nicht das Weiße der Frühlingszwiebeln)
400 g Thunfisch Filet (Sushi Qualität)
ca. 350 g Honigmelone
½ Kürbis
1 kleine grüne Pfefferschote
3 Stiele Koriander
1 Limette
1 EL Kapern (abgetropft)
2 EL Olivenöl
Salz, Pfeffer
½ Bund Schnittlauch
6 Krabbenchips

Zubereitung

Frühlingszwiebeln waschen, säubern und in feine Scheiben schneiden.

Melone schälen, das Fruchtfleisch aus der Schale lösen und fein würfeln. Pfefferschote längs halbieren, entkernen, waschen und fein hacken.

Beim Kürbis die Kerne entfernen, das Fruchtfleisch mit einem Esslöffel aus der Schale lösen und würfeln. Alles in einer Schüssel vermengen.

2 EL Saft aus der Limette auspressen. Salat mit 1 EL Olivenöl und 1 EL Limettensaft verrühren. Mit Salz und Pfeffer würzen.
Thunfisch in Scheiben schneiden und fein würfeln.
Kapern hacken.
Thunfisch und Kapern mit restlichem Limettensaft und Olivenöl verquirlen. Mit Salz und Pfeffer würzen.
Schnittlauch waschen, trockenschütteln, in feine Röllchen schneiden. Etwas Schnittlauch zum Garnieren bei Seite legen, den Rest untermengen.
1/4 des Melonen-Salats mithilfe eines Ringausstechers in die Mitte eines Tellers legen.
1/4 des Thunfisch Tatar auf den Melonen-Salat geben und den Ring vorsichtig abstreifen. Mit dem restlichen Melonen Salat und Tatar genauso verfahren. Nach Belieben mit Schnittlauchröllchen garnieren. Dazu Krabbenchips servieren.

Nährwertangaben

(pro Portion)

Brennwert	340 kcal
Kohlenhydrate	13 g
Proteine	25 g
Fette	20 g

Zucchini-Carpaccio

4 Portionen - 35 Minuten Zubereitungszeit

Zutaten

2 kleine grüne Zucchini (ca. 300 g)
30 g eingelegte getrocknete Tomaten
1 gelbe kleine Zucchini (ca. 150 g)
3 EL Olivenöl
Salz, Pfeffer
1 getrocknete Chilischote
40 g grüne Oliven (ohne Stein)
½ Bund Basilikum
200 g Ricotta (laktosefrei)
25 g Pinienkerne
¼ Bund Rucola (ca. 20 g)

Zubereitung

Zucchini waschen und die Enden abtrennen. Mit dem Gemüsehobel längs in 5 mm dünne Scheiben hobeln.
Zucchinischeiben auf ein Backblech geben, mit etwas Öl bepinseln und mit Salz und Pfeffer würzen. Im vorgeheizten Backofen bei 220 °C (Umluft 200 °C, Gas: Stufe 3–4) auf der mittleren Schiene 8 Minuten backen. Herausnehmen und abkühlen lassen.
Getrocknete Tomaten abtropfen lassen. Oliven fein hacken. Basilikum waschen, trockenschütteln, Blättchen abreißen und fein hacken. Die abgetropften Tomaten sehr fein schneiden.

Tomaten, Oliven und Basilikum mit Ricotta in einer Schüssel vermischen, mit Salz, Pfeffer und etwas zerbröselter Chilischote würzen.
Pinienkerne in einer Pfanne ohne Fett rösten. Rucola putzen, waschen und trockenschleudern.
Zucchinischeiben auf Teller geben. Mit 2 angefeuchteten Esslöffeln aus der Ricotta Masse Nocken abstechen und zu den Zucchini auf die Teller geben. Mit Pinienkernen und Rucola garnieren.

Tipp: Nicht jeder Mensch mit einem Reizdarm verträgt Schärfe gut. Durchaus kann es sein, dass Ihnen der Chili nicht guttut. Wenn Sie wissen, dass Sie sensibel auf scharfes Essen reagieren, dann lassen Sie den Chili einfach weg.

Nährwertangaben

(pro Portion)

Brennwert	196 kcal
Kohlenhydrate	6 g
Proteine	9 g
Fette	15 g

Rindfleischtopf auf schwäbische Art

4 Portionen - 150 Minuten Zubereitungszeit

Zutaten

600 g Tafelspitz
200 g Vollkorn-Spätzle (glutenfrei)
275 g Kartoffeln
Salz
2 Stiele Petersilie
2 Möhren (ca. 250 g)
¼ Sellerie
1 Stange Lauch (Nur das Grün verwenden, nicht das Weiße der Frühlingszwiebeln)
Pfeffer

Zubereitung

Das Fleisch kalt abspülen und mit 1 TL Salz in einen Topf geben und mit ca. 2 l kaltem Wasser anfüllen.
Aufkochen und mit der Schaumkelle den aufsteigenden grauen Schaum abnehmen. Hitze reduzieren und das Fleisch bei mittlerer Hitze insgesamt 2 Stunden köcheln lassen.
Inzwischen Möhren, Kartoffeln und Sellerie waschen und abziehen. Alles in etwa 1 cm große Würfel zerschneiden. Kartoffeln in kaltes Wasser geben, damit sie sich nicht verfärben.
Lauchstange der Länge nach zweiteilen und unter fließendem Wasser waschen. In 1 cm breite Ringe schneiden.

35 Minuten vor Ende der Garzeit den Sellerie und die Möhren beifügen.
Nach weiteren 15 Minuten die abgegossenen Kartoffelwürfel und den Lauch zugeben.
Die Spätzle nach Packungsanleitung in kochendem Salzwasser kochen. Abgießen und kalt abschrecken.
Am Ende der Garzeit das Fleisch aus der Brühe nehmen und in mundgerechte Würfel zerschneiden.
Fleischwürfel mit den Spätzle zur Brühe geben und erhitzen. Mit Salz und Pfeffer würzen.
Petersilie waschen, trockenschütteln, hacken und den Eintopf damit berieseln.

Nährwertangaben

(pro Portion)

Brennwert	460 kcal
Kohlenhydrate	42 g
Proteine	53 g
Fette	7 g

Kartoffelcreme

4 Portionen - 40 Minuten Zubereitungszeit

Zutaten

300 g Kartoffel, mehlig kochend
1 TL Zitronensaft
3 TL Knoblauchöl
25 g Olive, grün
5 EL Olivenöl, kalt gepresst
25 g Olive, schwarz
5 EL Gemüsefonds
1 EL Dill
Salz
Pfeffer
1 EL Petersilie

Zubereitung

Die Kartoffeln gründlich waschen, in einen Topf geben und mit Wasser bedecken, aufkochen, Hitze reduzieren und zugedeckt ca. 20 Minuten kochen. Abgießen, ausdampfen lassen und schälen. Mit einer Gabel zerkleinern.
Oliven fein würfeln.
Oliven, Gemüsefond, Knoblauchöl, Zitronensaft, Dill, Salz, Pfeffer und Petersilienblättchen unter die Kartoffeln vermischen.
Die Kartoffelcreme schmeckt auch gut zu gegrilltem oder gebratenem Fisch.

Nährwertangaben

(pro Portion)

Brennwert	206 kcal
Kohlenhydrate	13 g
Proteine	2 g
Fette	16 g

Pesto-Rotbarschfilet mit Gemüse-Nudeln

4 Portionen - 50 Minuten Zubereitungszeit

Zutaten

400g Rotbarsch
140g Bandnudeln (glutenfrei)
30g Basilikum
1 EL Butter
50ml Wasser
Kräutersalz
3 Möhren
2 EL Olivenöl
2 EL Pinienkerne
1 TL Salz
1 Zucchini
100g saure Sahne (laktosefrei)

Zubereitung

Für die Marinade: Salz und 1 EL Öl verrühren. Rotbarschfilet mit der Marinade bestreichen und in eine feuerfeste Form legen.
Backofen auf 200°C (Umluft 180°C) vorheizen.
Für das Pesto wird das Basilikum zuerst gewaschen und anschließend trocken getupft. Die Blätter fein zerschneiden und auch die Pinienkerne fein zerkleinern. Beides mit einem EL Öl durchmischen.
Das Pesto auf den Rotbarschfilets verteilen und den Fisch in der Mitte des Ofens 15 min. backen.

Inzwischen Bandnudeln kochen.
Möhren, Zucchini waschen, säubern, längs in dünne Streifen schneiden.
In der heißen Butter Möhrenstreifen 3 Minuten dünsten.
Zucchinistreifen hinzufügen. Alles in weiteren 3 Minuten bissfest garen. Das Gemüse mit Kräutersalz würzen.
Nudeln abgießen, mit der sauren Sahne unter das Gemüse heben. Alles zusammen auf einem Teller zubereiten.

Penne mit Auberginensauce

2 Portionen - 25 Minuten

Zutaten

1 Aubergine
400g Tomaten aus der Dose
2 Karotten
3 EL Olivenöl
etwas Salz
30 Blätter Basilikum
etwas Oregano
etwas Rosmarin
etwas Thymian
1 TL Zucker
etwas Pfeffer
200g Dinkelvollkorn-Spirelli (glutenfrei)
1 TL Salz

Zubereitung

Olivenöl in eine Pfanne geben. Möhren mit der Aubergine klein zerschnitten hinzufügen und anbraten.
Die geschälten Tomaten zugeben, Salz, Pfeffer, Zucker, italienische Kräuter und Basilikum dazu und circa 10 Minuten köcheln lassen.
In der Zwischenzeit Dinkelvollkornnudeln im gesalzenen Wasser bissfest kochen und abgießen. Dann in die Pfanne zu der Soße dazugeben gut umrühren.

Buchweizen-Gemüseauflauf

4 Portionen - 50 Minuten Zubereitungszeit

Zutaten

300g Buchweizen
170g Aubergine
300g Fenchel
2 Strauchtomaten
2 Möhren
3 Eier
etwas Petersilie
250ml Gemüsebrühe
3 EL Olivenöl
etwas Salz
etwas Pfeffer
125g Butterkäse (laktosefrei)

Zubereitung

Den Buchweizen in ca. 400 ml kochendes Salzwasser geben und etwa 5 Minuten köcheln lassen, anschließend von der Hitze nehmen und ca. 5 Minuten quellen lassen.
Möhren schälen und reiben. Fenchel säubern und in Scheiben schneiden. Aubergine und Tomaten waschen und fein würfeln. Alles mit dem Buchweizen vermischen und in eine ofenfeste Form füllen.
Backofen auf 200°C Unter- und Oberhitze vorheizen. Eier, Kräuter, Olivenöl und der Gemüsebrühe vermengen. Mit Salz und Pfeffer (als Schonkost-Rezept Pfeffer weglassen) würzen und über den Buchweizen-Gemüseauflauf gießen. Mit dem Käse bestreuen und im Ofen bei 200°C Unter- und Oberhitze ungefähr 20 Minuten goldbraun backen.

Dessert und Süßes

Ja, Dessert und Reizdarm, das ist ein Thema für sich! Das leckere Eis bekommt man fast nahezu postwendend mit üblen Schmerzen quittiert und auch das Stückchen Kuchen kommt nicht besonders gut an. Umso besser, dass ich Ihnen hier elf Sünden vorstellen darf, die selbst Ihren Darm friedlich stimmen werden!

Kiwi-Dessert

1 Portion - 40 Minuten Zubereitungszeit

Zutaten

250 ml Wasser
150 g Kartoffel
150 g Kiwi
2 EL Haferflocken (glutenfrei)
2 EL Hirse

Zubereitung

Für den Brei die Kartoffeln und Kiwi abschälen, waschen, entkernen und zweiteilen. Kartoffeln und Kiwi zusammen mit 1L Wasser in einen Topf geben und garkochen.
Die Haferflocken und die Hirse in 250ml Wasser geben und bei mittlerer Hitze für 30 Minuten garen. Die Kartoffeln und die Kiwi mit einer Schöpfkelle aus dem Wasser zu

den Haferflocken hinzufügen und mit einem Kartoffelstampf zu einem Brei stampfen.
Den Brei etwas abkühlen lassen und auftafeln.

Nährwertangaben

(pro Portion)

Brennwert	306 kcal
Kohlenhydrate	62 g
Proteine	8 g
Fette	2 g

Waffeln

4-6 Waffeln - 20 Minuten Zubereitungszeit

Zutaten

80-90 g Butter (Zimmertemperatur)
25 g Buchweizenmehl
1 TL Backpulver
50 g Maisstärke
30 g Reismehl
½ TL gem. Vanille
3 Pr. Steinsalz (oder Meersalz)
25 g Banane, zerdrückt
2 Eier
70-90 g laktosefreie Milch oder Pflanzenmilch (ungesüßte Reis-, Mandel-, Hanf- oder Quinoa Milch)
Zum Servieren:
Puderzucker und/oder anderer Belag

Zubereitung

Butter Zimmertemperatur annehmen lassen.
Stärke, Mehle, Backpulver und Salz vermischen.
Butter und Banane mit Vanille in einer Rührschüssel cremig aufschlagen.
Eier gut untermixen.
Abwechselnd Mehlmischung und Milch unterrühren; nur so viel Milch dazugeben, dass der Teig dickflüssig wird.
Je nach Waffeleisen 1-2 EL Teig ausbacken und ggf. mit dem gewünschten Belag servieren

Buchweizen-Bananen-Pancakes

9-12Pancakes (9-10cm Durchmesser) -
15 Minuten Zubereitungszeit

Zutaten

35 g Maismehl (nicht Polenta)
80 g Buchweizenmehl
1 geh. TL Backpulver
35 g Reismehl (Vollkorn)
1 geh. TL Lein Mehl oder Flohsamenschalen
½ TL Steinsalz (oder Meersalz)
270-290 g laktosefreie Milch oder Pflanzenmilch (ungesüßte Reis-, Mandel-, Hanf- oder Quinoa Milch)
1 EL geschmacksneutrales Öl
zzgl. Öl zum Braten
1 kleine Banane (nicht zu reif), frisch zerdrückt
Zum Servieren:
Ahorn- oder Reissirup (optional und nur, wenn Sie es vertragen)
grob gehackte FODMAP-arme Nüsse (z. B. Pekan)

Zubereitung

Die trockenen Zutaten in einer großen Schüssel vermengen.

Milch und Öl verrühren, zur Mehlmischung geben und alles mit dem Schneebesen vermischen. Je nach Mehlqualität ggf. noch etwas Milch hinzugeben – der Teig soll aber sehr dickflüssig sein.

Die Banane mit einer Gabel gut zerquetschen, unterrühren und sofort in etwas heißem Öl zu Kleinen Pancakes backen (ggf. den Teigklecks in der Pfanne mit dem Löffelrücken etwas ebnen, wenn er sehr dickflüssig ist). Erst wenden, wenn sich am Rand etwas Bräunung zeigt.
Mit Ahorn- oder Reissirup und/oder Nüssen beträufeln und genießen.

Beeren-Quark-Creme

2 Portionen - 25 Minuten Zubereitungszeit

Zutaten

250g Beeren
250g Quark (laktosefrei)
75ml Sojamilch (es gehen auch Alternativen)
10ml Orangensaft
4TL Holunderblütensirup (optional und nur, wenn Sie ihn vertragen)
2 EL Leinsamen
etwas Vanille

Zubereitung

Frische Beeren säubern und in kleine Stückchen schneiden.
Quark mit Milch, Zitronensaft, Holunderblütensirup und Vanillemark cremig rühren.
Beeren und Leinsamen untermengen.

Sommerfrüchte-Crumble

4 Portionen - 20 Minuten Zubereitungszeit

Zutaten

4 EL Ahornsirup ohne HFCS
200 g Erdbeeren
2 EL Zitronensaft
350 g gemischte Beeren (z. B. Rote Johannis-, Brombeeren)
½ TL Vanillemark
2 EL Rohrohrzucker (optional und nur, wenn Sie ihn vertragen)
50 g geschälte Mandelkerne oder Walnusskerne
40 g zarte Haferkleie
Zimtpulver
220 g Sojajoghurt Natur

Zubereitung

Erdbeeren waschen, zweiteilen und in Spalten zerschneiden. Beeren verlesen und, falls nötig, kurz mit der Brause abspülen, Erdbeeren putzen und vierteln. Erdbeeren und Beeren mit Vanille, Zucker und Zitronensaft in einer flachen Schüssel vermischen.
Nüsse oder Mandeln, Haferkleie, 3 EL Ahornsirup und ¼ TL Zimt mit dem Stabmixer so lange mahlen, bis die Masse eine streuselige Beschaffenheit hat. Den Streusel-Mix auf den Früchten verteilen. Joghurt mit übrigem Ahornsirup gemischt dazu reichen.

Süßer Hefekuchen mit Ananas

12 Stück - 120 Minuten

Zutaten

50 g Buchweizenmehl
50 g weiche Margarine (ohne Soja und Milchprodukt)
800 g Ananas
150 g Teff Mehl (Zwerghirse)
50 g Kartoffelstärke
½ TL Zucker
1 Päckchen Trockenhefe
150 ml Reisdrink
Fett für die Form

Zubereitung

Die Margarine in Flöckchen teilen. Die Flöckchen mit Teff Mehl, Buchweizenmehl, Stärke, Hefe, Reisdrink und Zucker zu einem glatten Teig kneten. Den Teig ca. 30 Min. an einem warmen Ort gehen lassen. Den Teig nochmals im Anschluss gut durchkneten und erneut ca. 30 Min. gehen lassen.

Den Backofen auf 180° vorheizen. Die Backform fetten. Den Teig auf dem Boden der Form auslegen. Den Form Rand schließen.

Die Ananas 1 Min. in kochendes Wasser setzen. Herausheben, mit eiskaltem Wasser abschrecken und Schal entfernen. Die Früchte halbieren und den inneren harten Strunk entfernen. Die Ananas in Spalten zerschneiden.

Die Ananas Spalten auf dem Teig ausgeben. Den Kuchen im Ofen (Mitte, Umluft 160°) ca. 20 Min. backen.

Upside-Down-Torte

12 Stück - 60 Minuten

Zutaten

1 Päckchen Backpulver
750 g süße Passionsfrucht
80 g Zucker
100 g ungeschwefelte Rosinen
80 g weiche Margarine (ohne Soja und Milchprodukt)
200 g Kartoffelstärke
1 Päckchen Vanillezucker
2 EL Ei-Ersatzpulver
150 ml Reisdrink
1 EL Puderzucker
Zimt
Backpapier und Fett für die Form

Zubereitung

Den Backofen auf 175° vorheizen. Den Boden der Backform mit Backpapier auskleiden, den Rand dünn fetten. Die Passionsfrucht schälen und kleinschneiden. Die Passionsfrucht dicht nebeneinander auf den Formboden legen. Die Rosinen darüber verteilen.

Die Margarine mit Zucker und Vanillezucker schaumig rühren. Ei-Ersatzpulver, Kartoffelstärke, Backpulver und Reisdrink unterrühren. Den Teig auf die Passionsfrucht geben. Den Passionsfrucht-Kuchen im Ofen (unten, Umluft 150°) ca. 45 Min. backen.

Den Kuchen aus der Form herauslösen und auf eine Kuchenplatte stürzen. Das Backpapier abziehen. Den Kuchen auskühlen lassen. Mit Puderzucker und Zimt bestreut servieren.

Himbeere – Kaltschale

4-6 Portionen - 30 Minuten

Zubereitung

250 ml leichten Weißwein, trocken
4 EL Stärkemehl
500 g Himbeeren
4 EL Creme Freche (laktosefrei)
20 g Zucker (optional und nur, wenn Sie ihn vertragen)
1 Biozitrone (den Saft und die Schale)
3 EL Orangensaft

Zubereitung

Die Himbeeren waschen und verlesen. Mit 50 g Zucker bestreuen, den Weißwein darüber geben. Das Ganze mind. 1 Stunde zugedeckt ziehen lassen.
Die Zitrone waschen und mit einem Zesten Reißer rundherum die Schale herunterziehen, danach den Saft herauspressen. Dann 500 ml Wasser mit dem restlichen Zucker, der Zitronenschale und dem Zitronensaft zum Kochen bringen. Den Topf vom Herd nehmen. Das Stärkemehl mit 1-2 EL Wasser anrühren und zusammen mit dem Wasser/Zitronengemisch unter Rühren zum Kochen bringen. Nun die Himbeeren mit der Flüssigkeit in die Wassersuppe geben. Erkalten lassen und erst dann mit dem Orangensaft abschmecken. Mit der Creme Fraiche ausschmücken und servieren.

Haferkekse

20 Stück - 30 Minuten Zubereitungszeit

Zutaten

5 rote Belegkirschen
130 g milchfreie Margarine
Zimtpulver
150 g zerdrückte Banane (größtenteils grün)
150 g blütenzarte Haferflocken (glutenfrei)
75 g Teff Mehl
1 TL weizenfreies Backpulver
ca. 35 ml Haferdrink plus Calcium

Zubereitung

Den Backofen auf 180° vorheizen. Margarine in einer Schüssel mit den Schneebesen des Handrührgeräts cremig aufschlagen. Banane hinzufügen und 2 Min. weiterrühren. Haferflocken, Mehl und Backpulver mit 1 Prise Zimt unterheben.

Ein Backblech mit Backpapier belegen und mit zwei nassen Teelöffeln ca. 20 kleine gleichmäßige Teighäufchen darauf geben. Wenn der Teig sich nicht formen lässt, eventuell noch etwas Haferdrink untermischen. Die Belegkirschen vierteln und auf die Kekse aufteilen.

Die Kekse im heißen Backofen (Mitte) in ca. 15 Min. goldgelb backen, dann auskühlen lassen. In einer Blechdose halten sich die Kekse ca. 4 Wochen.

Buchweizenkuchen

12 Stück - 60 Minuten Zubereitungszeit

Zutaten
250 ml Mandeldrink
1 EL Zitronensaft
200 g gemahlene Mandeln
Zimtpulver
50 g milchfreie Margarine
100 g Buchweizengrütze
1 Banane (größtenteils grün)
10 g Zucker (optional und nur, wenn Sie ihn vertragen)
Lebkuchengewürz
Eiklarersatz für 3 Eiklar (z. B. von Loporofin)
milchfreie Margarine und Buchweizengrütze für die Form

Zubereitung
Den Mandeldrink und die Margarine in einem Topf erwärmen. Wenn der Drink kocht, die Buchweizengrütze kräftig unterheben und diese ca. 20 Min. bei schwacher Hitze zugedeckt quellen lassen. Dabei gelegentlich umrühren.
Den Backofen auf 180° vorheizen. Die Banane in einer Schüssel mit einer Gabel fein zerdrücken und rasch mit dem Zitronensaft mischen, damit sie nicht braun wird.
Den Zucker, je 1 Msp. Zimt und Lebkuchengewürz sowie die Mandeln mit den Schneebesen des Handrührgerätes unter das Bananenmus rühren. Den Eiklarersatz nach Herstelleranweisung vorbereiten und vorsichtig unter den nicht mehr zu heißen Buchweizenbrei geben, dann das Bananenmus unterrühren. Die Form fetten, mit Buchweizengrütze ausstreuen und den Teig einfüllen. Anschließend den Kuchen im heißen Ofen (2. Schiene von unten) in ca. 45 Min. goldbraun backen.

Bananen Muffins

12 Portionen - 30 Minuten Zubereitungszeit

Zutaten

150 g milchfreie Margarine
70 g Xylith oder Buchenzucker
50 ml Vanille-Haferdrink plus Calcium
500 g Bananen (größtenteils grün)
300 g Teff Mehl
1 Pack. weizenfreies Backpulver
Jodsalz
Muffinform mit 12 Mulden à 7,5 cm Ø;
12 Papierbackförmchen à 6,0 cm Ø

Zubereitung

Den Backofen auf 170° vorheizen. Die Papierförmchen in die Muffinform geben. Die Margarine in einer Schüssel mit den Schneebesen des Handrührgeräts cremig rühren. Den Buchenzucker oder das Xylith einrieseln lassen und dabei weiterrühren. Den Haferdrink hinzufügen.

Die Bananen auf einem Teller mit einer Gabel fein zerdrücken und zur Margarine-Haferdrink-Masse geben. Zum Schluss Teff Mehl, Backpulver und 1 Prise Jodsalz zügig unterheben.

Den Teig in die Papierförmchen füllen und die Muffins im heißen Ofen (Mitte) in ca. 25 Min. goldgelb backen.

Snacks

Wenn der kleine Hunger zwischendurch kommt, so gehen gesunde Menschen schnell rüber zum Bäcker. Sie aber können sich Ihre eigenen Snacks fertig machen und verzehren. Da hat nicht nur der kleine Hunger keine Chance, sondern auch der neidische Blick der Arbeitskollegen wird bei den Rezepten einen vollen Erfolg erzielen!

Cole Slaw asiatisch

3 Portionen - 60 Minuten Zubereitungszeit

Zutaten

200 g Chinakohl
15 g getrocknete Cranberrys (ohne Apfel-/Agaven Dicksaft; auf mögliche andere Zutaten achten!)
10 g Steinsalz (oder Meersalz)
10 g Sesam
frische, gehackte Chilis oder etwas Cayennepfeffer
130 g Möhren (2 mittelgroße)
15 g Pekannüsse
1 TL Kümmel
10 g ungeröstetes Sesamöl oder Erdnussöl
15-20 g Reisessig

etwas Pfeffer aus der Mühle
1 Handvoll grob gehackte
Korianderblätter
Salz
1 TL Limettensaft (optional)
evtl. etwas Zucker (um die Säure
auszubalancieren)
* soll leichter verdaulich sein als andere
Kohlsorten
Für eine stärkere Asien-Note:
1-2 TL geröstetes Sesamöl
geriebener Ingwer

Zubereitung
Äußere Blätter vom Kohl entfernen.
Kohl in feine Streifen trennen oder hobeln, dann für mundgerechtes Essen 1-2 Mal quer zerschneiden.
Mit Salz gut mischen und mind. 30 Min. ziehen lassen. Bei längerer Ziehzeit (bis max. 24 Std.)
abgedeckt kühl stellen.
Den Kohl mehrmals kräftig mit den Händen zerdrücken, bis er leicht glasig ist; die Flüssigkeit
abgießen, denn das macht den Kohl besser verdaulich.
Sesam in einer Pfanne ohne Öl hellbraun rösten.
Möhren putzen und recht grob raspeln.
Pekannüsse fein hacken, Cranberrys fein schneiden.
Kümmel im Mörser grob zerstoßen (das setzt die ätherischen Öle frei für leichtere Verdauung).

Wenn der Sesam gekühlt ist, alles in einer Schüssel mischen.
Essig, Öl, Pfeffer und Salz unterrühren und gründlich mit dem Salat durchmischen.
Mindestens 1 Stunde, idealerweise ½ Tag, abgedeckt im Kühlschrank ziehen lassen.
Abschmecken mit Essig, Salz, Limettensaft und/oder Zucker.

Ggf. die Zutaten für eine stärkere Asien-Note unterrühren.

Kürbis-Feta-Dipp

1 Person - ca. 10 Minuten Zubereitungszeit

Zutaten

Salz
½ Kürbis
40 g Feta (laktosefrei)
1 TL Knoblauchöl
Saft von 1 Limette
Pfeffer

Zubereitung

Den Kürbis halbieren, Kerne herauslöffeln und schälen. Das Fruchtfleisch in einer Schale sammeln.

Feta, Knoblauchöl und Limettensaft zum Kürbis geben.

Mit einer Gabel alles zu einer cremigen Masse zerquetschen. Mit Salz und Pfeffer abschmecken.

Nährwertangaben

(pro Portion)

Brennwert	290 kcal
Kohlenhydrate	13 g
Proteine	7 g
Fette	22 g

Geflügelsalat-Brötchen

1 Portion - 25 Minuten Zubereitungszeit

Zutaten
100 g frische Orange
125 g geräuchertes Hähnchenbrustfilet
1 Vollkorn-Baguette Brötchen (glutenfrei)
6 Brokkoli-Röschen
50 g Sprossen
2 Stiele Estragon
150 g Joghurt (laktosefrei)
Salz, Pfeffer

Zubereitung
Orange abschälen und klein würfeln. In ein Sieb geben und 30 Sekunden in einen Topf mit kochendem Wasser hängen zum blanchieren. Herausnehmen und anschließend abtropfen lassen. Brokkoli säubern und in feine Scheiben schneiden. Hähnchenbrustfilet klein würfeln. Estragon waschen, trockenschütteln und fein hacken.
Alles mit Orangenwürfeln in eine Schüssel umfüllen. Gut mit dem Joghurt vermischen. Die Sprossen waschen, trockenschütteln und die untere Brötchenhälfte damit belegen. Den Salat darauf geben, die andere Brötchenhälfte als Deckel oben aufsetzen.

Nährwertangaben
(pro Portion)

Brennwert	425 kcal
Kohlenhydrate	53 g
Proteine	39 g
Fette	4 g

Gedämpfte Zucchiniblüten

4 Portionen - 45 Minuten Zubereitungszeit

Zutaten

350 g Garnelen (ohne Schale und Kopf)
1 Eiweiß
½ Kopf roter Eichblattsalat
2 EL Schlagsahne (laktosefrei)
35 g eingelegte, getrocknete Tomaten
1 Frühlingszwiebel
2 TL Weißweinessig
Salz, Pfeffer
8 Zucchiniblüten
125 g gemischte Salatkräuter
2 Beete Shiso Kresse
½ Zitrone
4 EL Olivenöl

Zubereitung

Garnelen vorsichtig trockentupfen und mit dem Eiweiß in der Küchenmaschine zu einer glatten Masse fein zerhacken. Schlagsahne unterheben. Getrocknete Tomaten einweichen lassen.
Frühlingszwiebel säubern und fein würfeln. Getrocknete Tomaten abtropfen und in feine Würfel schneiden.
Beides unter die Garnelenmasse vermischen, mit Salz und Pfeffer würzen.

Zucchiniblüten vorsichtig öffnen und die Blütenstempel abstreifen.
Garnelenfüllung in die Blüten geben und die Blüten wieder verschließen.
Die Blüten in einen Dämpfeinsatz in einen Topf geben. Über kochendem Wasser zugedeckt 12 Minuten sanft dämpfen.
Salatkräuter waschen, trockenschütteln und die Blättchen abpflücken. Salat putzen, waschen und in mundgerechte Stücke aufteilen. Kresse vom Beet schneiden.
Für die Sauce die Zitrone auspressen. 1 EL Saft, Essig, Salz und Pfeffer vermischen. Olivenöl unterschlagen.
Kräuter und Salat mit der Sauce vermischen. Zucchiniblüten aus dem Dämpfer nehmen und mit dem Salat zusammen anrichten.

Nährwertangaben

(pro Portion)

Brennwert	239 kcal
Kohlenhydrate	13 g
Proteine	20 g
Fette	8 g

Ofentomaten mit Thunfisch-Kapern-Creme

4 Portionen - 150 Minuten

Zutaten

800 g Eiertomate
40 g Kapern abgetropft
2-3 TL Knoblauchöl
275 g Thunfisch naturell (Abtropfgewicht, Dose)
1 Zweig Thymian
2 EL Olivenöl
1 Zweig Rosmarin
Salz, Pfeffer
½ Zitrone
150 g Joghurt (0,3 % Fett), laktosefrei
¼ Stange Staudensellerie
125 g saure Sahne, laktosefrei
1 Handvoll feine Blattsalat

Zubereitung

Tomaten waschen und zweiteilen. Die Stielansätze keilförmig herausschneiden und die Kerne herausnehmen. Thymian, Rosmarin, 1 EL Olivenöl, Knoblauchöl, Salz und Pfeffer in einer Schüssel vermengen, über die Tomaten geben und diese dann mit der Schnittseite nach unten auf ein Gitter und das auf ein Backblech geben. Tomaten im vorgeheizten Backofen bei 110 °C (Umluft 80 °C, Gas: Stufe 1) auf der mittleren Schiene 2-3 Stunden dörren.

Herausnehmen und abkühlen lassen. Das lässt sich gut am Vortag zubereiten.
Zitrone auspressen. Thunfisch abtropfen lassen und mit Joghurt, saurer Sahne, abgetropften Kapern, restlichem Olivenöl und 1 EL Zitronensaft zu einer glatten Creme anrühren. Salzen und pfeffern.
Staudensellerie waschen, entfädeln und in sehr feine Scheiben hobeln.
Die Blattsalate putzen, waschen und trockenschleudern. In mundgerechte Stücke zerschneiden und mit den Tomaten auf Teller aufteilen. Thunfisch-Kapern-Creme darüber geben und mit Sellerie berieseln.

Nährwertangaben

(pro Portion)

Brennwert	195 kcal
Kohlenhydrate	10 g
Proteine	14 g
Fette	10 g

Gedünsteter Lauch

4 Portionen - 90 Minuten Zubereitungszeit

Zutaten

4 Stangen Lauch (à 150 g); nur das Grün verwenden, nicht das Weiße der Frühlingszwiebeln)
300 ml klassische Gemüsebrühe
3 EL Olivenöl
1 rosa Grapefruit
2 Orangen
2 TL Dijonsenf
Salz, schwarzer Pfeffer
Kerbel zum Garnieren

Zubereitung

Lauch putzen, dabei die Wurzelenden sehr knapp bemessen abschneiden, damit die Stangen beim Garen nicht auseinanderfallen. Längs einkerben und waschen. Gemüsebrühe und etwas Olivenöl in einem breiten Topf erhitzen und zum Kochen bringen. Lauch hineingeben und zugedeckt bei mittlerer Hitze 10-12 Minuten garen lassen.
Topf vom Herd nehmen und Lauch im Sud gut auskühlen lassen. Das dauert ca. 30 Minuten. Grapefruit und 1 Orange so schälen, dass die gesamte weiße Innenhaut entfernt wird. Früchte in Scheiben zerschneiden. Die 2. Orange auspressen und 125 ml des Saftes abmessen und beiseitestellen.

Orangensaft in einem kleinen Topf sirupartig einköcheln lassen. 2 EL des abgekühlten Gemüsesuds und Senf zugeben, alles verquirlen. Langsam das restliche Olivenöl unterrühren und alles zu einer Vinaigrette anrichten. Mit Salz und Pfeffer würzen.

Lauch mit einer Schaumkelle aus dem Sud heben und gut abtropfen lassen. Mit den Fruchtscheiben schmückend auf eine Platte geben und mit der Vinaigrette übergießen. 10 Minuten ziehen lassen (marinieren). Mit etwas Kerbel und eventuell einigen Friséesalat Blättchen garniert auftafeln.

Nährwertangaben

(pro Portion)

Brennwert	156 kcal
Kohlenhydrate	13 g
Proteine	4 g
Fette	8 g

Feige auf Schweinefilet

4 Portionen - 15 Minuten Zubereitungszeit

Zutaten
4 Stücke Schweinefilet
schwarzer Pfeffer aus der Mühle
4 große frische, Vollreife Feigen
2 Stiele Minze
½ Zitrone
2 EL kaltgepresstes Olivenöl

Zubereitung

Schweinefilet andünsten, kleinschneiden und auf einer Platte zubereiten. Mit reichlich schwarzem Pfeffer würzen.
Feigen gründlich waschen und die Stiele abtrennen.
Die Feigen mit den Händen in zwei Teile aufreißen und auf das Filet geben.
Minze waschen, trockenschütteln und die Blätter abpflücken. Mit einem Messer hacken. Zitrone auspressen.
Zitronensaft und Olivenöl verquirlen. Die Sauce mit einem Löffel über die Feigen träufeln und auftafeln.

Nährwertangaben
(pro Portion)

Brennwert	156 kcal
Kohlenhydrate	16 g
Proteine	6 g
Fette	7 g

Eingelegte Bohnen

4 Portionen - 14 Stunden, 10 Minuten Zubereitungszeit

Zutaten

175 g grüne Stangenbohnen
3 EL Olivenöl
1 Bund glatte Petersilie
1 TL Knoblauchöl
1 Stiel Bohnenkraut
250 g Kirschtomaten
2 TL mittelscharfer Senf
2 EL Rotweinessig
Salz, Pfeffer
Zucker (optional und nur, wenn Sie ihn vertragen)

Zubereitung

Die Bohnen in einen Topf geben und mit reichlich kaltem Wasser bedecken.
Die Bohnen zum Kochen bringen. Mit einer Schaumkelle den aufsteigenden grauen Schaum abheben. Hitze dann reduzieren.
Bohnenkraut und Tomaten waschen. Bohnenkraut, Knoblauchöl und 2 Kirschtomaten in den Topf geben.
Bei kleiner Hitze etwa 1 1/2 Stunden garen. Die Bohnen sollen noch etwas Biss haben. Abgießen und abkühlen lassen. Bohnenkraut herausnehmen.
Restliche Tomaten zweiteilen.

Petersilie waschen, trockenschütteln, Blätter abzupfen und hacken. Mit den Tomaten zu den Bohnen geben.

Senf, Olivenöl, Essig, Salz, Pfeffer und Zucker verquirlen. Unter die Bohnen Mengen und 40 Minuten ziehen lassen (marinieren). Vor dem Servieren nochmals mit Salz und Pfeffer kosten.

Nährwertangaben

(pro Portion)

Brennwert	226 kcal
Kohlenhydrate	23 g
Proteine	7 g
Fette	11 g

Auberginenröllchen mit Kartoffel-Basilikum-Creme

2 Portionen - 45 Minuten Zubereitungszeit

Zutaten

1 Aubergine
2 EL Olivenöl (nativ)
4 Kartoffeln
15g Basilikum
3g Kräutersalz
weißer Pfeffer

Zubereitung

Die Auberginen waschen, säubern und der Länge nach in 0,5 cm dünne Scheiben schneiden. Die Auberginenscheiben salzen und etwa 20 Minuten ziehen lassen.
Kartoffeln schälen, waschen, würfeln und in kochendem Salzwasser ca. 25 Minuten oder im Dämpfer 8 bis 10 Minuten Gar kochen.
Die Auberginenscheiben auf beiden Seiten mit Öl bepinseln und im Backofen oder auf einem Tischgrill grillen.
Basilikum waschen und fein zerschneiden.
Die fertigen Kartoffeln mit der Gabel zerquetschen und mit Kräutersalz, etwas Öl, Pfeffer und dem gehackten Basilikum mischen. Ist die Kartoffelmasse zu trocken, etwas Wasser oder Olivenöl zugeben.
Kartoffel-Basilikum-Creme zu Klößen formen und mit den Auberginenscheiben umwickeln und mit einem Spieß anheften.

Bananenjoghurt

1 Portion - 5 Minuten Zubereitungszeit

Zutaten
250g Naturjoghurt, laktosefrei
½ Banane (größtenteils grün)
5g Zitronensaft

Zubereitung

Die Banane schälen und in dünne Scheiben schneiden. Einen Becher Joghurt und die zerteilte Banane in eine Schüssel geben. Anschließend aller Zutaten gemeinsam vermischen. Den Bananen-Joghurt mit Zitronensaft abschmecken.

Quinoa-Bratlinge

20 Stück - 60 Minuten Zubereitungszeit

Zutaten

225 g Quinoa
1/2 TL gemahlener Koriander
500 ml verträgliche Instant-Gemüsebrühe
2 EL Rapsöl
1/2 TL grüne Currypaste (Fertigprodukt; aus dem Glas)
1/2 Stange frisches Zitronengras
1-3 EL Kartoffelstärke (nach Bedarf)
1 mittelgroße Möhre
1/2 Stange Lauch (Nur das Grün verwenden, nicht das Weiße der Frühlingszwiebeln)
100 g Pekannüsse
Ei Ersatz für 1 Ei
4 EL Haferflocken, glutenfrei
Pfeffer
Jodsalz
Etwas Öl zum Braten

Zubereitung

Quinoa in einem Sieb heiß abspülen, abtropfen lassen. Currypaste, Zitronengras, Koriander und Quinoa hinzugeben, alles kurz anbraten, mit der Brühe ablöschen und nochmals aufkochen lassen. Nun zugedeckt bei mittlerer Hitze ca. 10 Min. quellen lassen.

Inzwischen die Möhre putzen, schälen und fein raspeln. Lauch putzen, der Länge nach halbieren, waschen und in feine Halbringe schneiden. Beides zum Quinoa geben und alles ca. 10 Min. weitergaren, dann abkühlen lassen. Das Zitronengras entfernen.
75 g Pekannüsse mit einem Pürierstab sehr fein hacken. Ei Ersatz nach Herstelleranweisung vorbereiten und mit den Haferflocken, den gemahlenen und den ganzen Pekannüssen vermischen. Unter der Quinoa mischen. Den Teig pfeffern und salzen. Er muss mit den Händen formbar sein. Ist er zu flüssig, kann noch Kartoffelstärke dazugegeben werden.
Aus dem Teig mit feuchten Händen 20 Bratlinge mit ca. 8 cm Ø gestalten. In einer Pfanne Öl erhitzen und die Bratlinge darin portionsweise in je 6-8 Min. beidseitig knusprig braten.

Smoothies

Der gesunde Shake für zwischendurch, einfach nur so, oder zum Frühstück. Ein Smoothie geht eigentlich immer. Finden Sie nicht auch? Damit Ihnen die Ideen aber nicht ausgehen, entdecken Sie doch mal einen dieser kleinen Köstlichkeiten! Welcher ist Ihr Liebling?

Bananen Smoothie mit Kürbis

1 Person - Ca. 10 Minuten Zubereitungszeit

Zutaten

½ Kürbis
½ Banane (größtenteils grün)
225 ml Kokoswasser
1 Prise Zimt

Zubereitung

Kürbis und Banane schälen, grob zerkleinern und zusammen mit der Kokosmilch sowie einer kleinen Prise Zimt in einen Mixer geben und pürieren. Statt mit einem Mixer geht das auch in einem hohen schmalen Gefäß mit einem Pürierstab.

Nährwertangaben

(pro Portion)

Brennwert	683 kcal
Kohlenhydrate	28 g
Proteine	7 g
Fette	61 g

Orangen-Soja-Smoothie

3 Portionen - Ca. 10 Minuten Zubereitungszeit

Zutaten

3 sehr reife Orangen
1 EL schwach entölter Kakao
100 ml Soja- oder Hafermilch
1 Prise Zimt

Zubereitung

Die Orangen schälen und in kleine Stücke schneiden und in einer dafür geeigneten Dose einfrieren. Wenn die Orangen gefroren sind, in einen leistungsfähigen Mixer geben und die Flüssigkeit sowie Kakao und den Zimt dazugeben. Solange mixen, bis eine sämige Masse entstanden ist - ähnlich wie Softeis. Den Smoothie in Gläser aufteilen und wie Eis genießen.

Variante mit Früchten:

Man kann diesen Eis-Smoothie auch mit Tiefkühlobst zubereiten. Dazu Kakao und Zimt weglassen. Stattdessen 3 EL Früchte (etwa Himbeeren oder Erdbeeren) zu den Bananenstücken in den Mixer geben und nur einen kleinen Schuss Pflanzenmilch verwenden.

Nährwertangaben

(pro Portion)

Brennwert	140 kcal
Kohlenhydrate	28 g
Proteine	3 g
Fette	1 g

Grüner Smoothie

1 Portion - 10 Minuten Zubereitungszeit

Zutaten

eine Handvoll Spinat (ca. 70 g)
10 Blaubeeren (ca. 15 g)
1/4 Banane (größtenteils grün)
80 ml Wasser (oder mehr, je nach gewünschter Konsistenz)
optional:
2 TL Kokosöl

Zubereitung

Spinat kurz andünsten.
Alle Zutaten für 1–2 Minuten im Mixer
In ein Glas füllen und evtl. dekorieren.

Gurken-Smoothie

1 Portion - 5 Minuten Zubereitungszeit

Zutaten

Stück (ca. 5 cm) einer Salatgurke
Stück einer frischen Mandarine ca. 2 EL
ein Zweig frische Pfefferminze
ein Schluck kaltes Leitungswasser

Zubereitung

Gurkenstück gut waschen, in kleine Stücke schneiden,
Mandarine von der Schale befreien, in kleine Stücke schneiden,
Pfefferminze waschen, Pfefferminzblätter vom Zweig trennen, die Blätter klein rupfen,
alles in einem hohen Gefäß mit dem Pürierstab pürieren,
mit kaltem Leitungswasser zur Wunschmenge aufgießen,
nochmals mit dem Pürierstab gut durchmixen.

Sellerie-Smoothie

1 Portion - 10 Minuten Zubereitungszeit

Zutaten

¼ Stange Sellerie
1 TL Knoblauchöl
2 Karotten
2 Dillzweige
3 Petersilienzweige
4 Blätter römischer Salat
Wasser (nach Geschmack)

Zubereitung

Alle Zutaten gut waschen.

Danach im Standmixer verarbeiten bis ein homogenes Mixgetränk entsteht. Bei Bedarf dann etwas Wasser dazugeben.

Grüner-Kiwi-Smoothie

1 Portion - 10 Minuten Zubereitungszeit

Zutaten

1 Glas Wasser (200 ml)
4 Kiwis
1 Esslöffel Leinsamen (10 g)

Zubereitung

Die Kiwis waschen, schälen und dann in Stücke schneiden, damit die Frucht einfacher verarbeitet werden kann.
Alle Zutaten dann im Standmixer zu einem homogenen Mixgetränk verarbeiten.

Spinat-Smoothie

1 Portion - 10 Minuten Zubereitungszeit

Zutaten

1 Tasse Papaya (200 g)

2 Blätter Blattspinat

1 Grapefruit

3 Orangen

Zubereitung

Den Spinat gut waschen.

Die Grapefruit und die Orangen pressen, um dann den Saft zu erhalten.

Die Papaya in kleine Würfel schneiden und dann in den Standmixer geben.

Danach den Spinat, den Orangen- und den Grapefruitsaft dazugeben und alles verarbeiten bis ein homogenes Mixgetränk entsteht.

Kräuter-Smoothie

1 Portion - 10 Minuten Zubereitungszeit

Zutaten

2 große, grüne Tomaten
2 Löffel Petersilie (20 g)
¼ Esslöffel Cayennepfeffer (2 g)
2 Korianderzweige
1 Esslöffel Rosmarin (10 g)
1 Esslöffel Basilikum (10 g)
1 Gurke
3 TL Knoblauchöl

Zubereitung

Die Tomaten sowie den Koriander waschen.
Die Gurke schälen und dann schneiden, um die Verarbeitung zu erleichtern.
Alle Zutaten im Standmixer verarbeiten bis dann ein homogenes Mixgetränk entsteht.

Chocolat Flip mit Minze

1 Portion - 10 Minuten Zubereitungszeit

Zutaten

Eine Handvoll Blattspinat
150 ml Mandelmilch
1 kleine Banane (größtenteils grün)
1 etwa zehn Zentimeter großes Stück Salatgurke
2 Teelöffel ungesüßtes Kakaopulver
2 Esslöffel Quark (Fettanteil nach Geschmack), laktosefrei
Etwa acht bis zehn klein gehackte Minze Blättchen
Ein Spritzer Zitronensaft
Vanillepulver oder Vanillezucker zum Abschmecken

Zubereitung

Spinat waschen und die Banane schälen.
Alle Zutaten in ein geeignet Rührgefäß geben und mixen

Kokos-Früchte-Traum

1 Portion - 10 Minuten Zubereitungszeit

Zutaten

1/2 Papaya, geschält und entkernt
1 Passionsfrucht
2 EL Ricotta oder Quark (Fettanteil nach Geschmack), laktosefrei
10 Macadamia-Nüsse
Ein Schuss Kokosnussmilch
Ein Viertel einer Kokosnuss
Vanillepulver oder Vanillezucker zum Abschmecken

Zubereitung

Alle Zutaten in ein geeignet Rührgefäß geben und mixen

Pina Colada-Smoothie

1 Portion - 10 Minuten Zubereitungszeit

Zutaten

150 g Ananas

150 ml Mandelmilch

1/2 kleine Banane (größtenteils grün)

2 EL Quark (Fettanteil nach Geschmack)

1 TL Kokosnussöl

½ TL Kurkuma

½ TL Zimt

Ein wenig fein gehackter, frischer Ingwer

1 TL Leinsamen

Zubereitung

Alle Zutaten in ein geeignet Rührgefäß geben und mixen

Orange meets Löwenzahn

6 Portion - 10 Minuten Zubereitungszeit

Zutaten

2 Orangen

1 cm Ingwer (ungeschält)

½ Zitrone (geschält)

5 Blatt Löwenzahn

10 Blatt Tatsoi

1 EL Hanfsamen (geschält)

½ l Wasser

Zubereitung

Alle Zutaten in ein geeignet Rührgefäß geben und mixen

Abschließende Worte

Nun sind wir am Ende einer langen Reise angekommen. Die Welt des Reizdarm-Syndroms ist keine schöne Welt und sie ist von Schmerzen und vielen Unannehmlichkeiten gezeichnet. Aber wie Sie nun wissen, es gibt einen Weg aus der Hoffnungslosigkeit! Über viele Faktoren können Sie selbst mitbestimmen, wie Sie Ihr Leben mit dem Reizdarm-Syndrom gestalten. Das ist keine Garantie, darüber brauchen wir erst gar nicht sprechen und mir liegt nichts ferner, als Ihnen Hoffnungen zu machen, wo keine Hoffnungen sind. Doch wenn Sie für sich Ihren Weg gefunden haben, die passenden Gerichte, genügend Entspannung und vielleicht auch ein wenig Unterstützung aus der Natur, dann steht Ihnen nur noch sehr wenig im Weg, ein qualitativ hochwertiges Leben zu führen.

Sie haben sich dieses Buch nicht grundlos geholt. Der Reizdarm war und ist ein Thema für Sie, welches Sie sehr beschäftigt. Ich hoffe sehr, dass ich Ihnen durch dieses Thema ein wenig hindurch helfen und Ihnen einige gute Ratschläge und Tipps mit auf den Weg geben konnte. Wenn Ihnen nur eine Hilfestellung, ein Tipp oder ein Rezept aus diesem Buch zu mehr Lebensqualität verholfen hat, dann bin ich mehr als nur zufrieden.

Nun ist es aber an der Zeit, Lebewohl zu sagen. Ich wünsche Ihnen für Ihre Zukunft nur das Beste und natürlich viel Gesundheit

Weitere Bücher der Autorin

Die Autorin Melissa Lehnstetten wurde 1977 in Oldenburg geboren. Dort wuchs sie zusammen mit ihren Eltern und zwei Geschwistern in einem kleinen Haus wohlbehütet auf. Schon als kleines Kind war ihre Begeisterung für Bücher sehr groß. Während ihre Geschwister lieber die Zeit vor dem Fernseher genossen, war Melissas Zeitvertreib ein Buch. Anfänglich waren es nur bebilderte Exemplare, die jedoch später durch kleine Geschichten mit Wörtern ersetzt wurden.

Bereits in der frühen Schulzeit entdeckte sie jedoch, dass das Lesen allein nicht genügte. Sie entwickelte ihre große Vorliebe für das Schreiben. Was anfänglich mit einem großen Interesse begann, wurde mit der Zeit ein unübersehbares Talent. Familie und Bekannte wurden immer wieder mit kleinen Geschichten überrascht.

Während Ihrer Schulzeit lernte sie auch ihren späteren Ehemann kennen, mit dem sie später nach Hamburg zog.

Hier arbeitete sie einige Jahre lang, bis die Geburt ihrer zwei Kinder folgte. Während dieser Zeit widmete sie sich wieder vermehrt dem Wort und ihren Gedanken. Melissa Lehnstetten entdeckte das Schreiben abermals für sich, doch dieses Mal mit einem großen Unterschied. Sie brachte den Mut auf, Ihre Ideen und Worte öffentlich zu machen.

Die Resonanz war positiv und machten ihr Mut, erneut Ihren Traum aus der Jugend aufzugreifen.

Heute lebt und arbeitet Melissa Lehnstetten zusammen mit ihrem Ehemann noch immer in Hamburg und kann auf eine kleine und doch vielsagende Erfolgsgeschichte zurückblicken. Hauptsächlich betreut sie jedoch ihre zwei kleinen Kinder und nutzt ausschließlich ihre freie Zeit für das Schreiben und Sammeln neuer Ideen: Aber mit Erfolg!

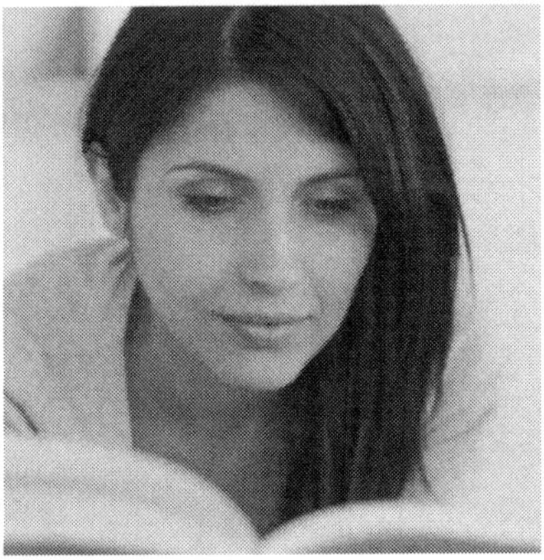

.

Link zum Autorenprofil:

https://amzn.to/2TubKfF

Haftungsausschluss

Die Umsetzung aller enthaltenen Informationen, Anleitungen und Strategien dieses Buchs erfolgt auf eigenes Risiko. Für etwaige Schäden jeglicher Art kann der Autor aus keinem Rechtsgrund eine Haftung übernehmen. Für Schäden materieller oder ideeller Art, die durch die Nutzung oder Nichtnutzung der Informationen bzw. durch die Nutzung fehlerhafter und/oder unvollständiger Informationen verursacht wurden, sind Haftungsansprüche gegen den Autor grundsätzlich ausgeschlossen. Ausgeschlossen sind daher auch jegliche Rechts- und Schadensersatzansprüche. Dieses Werk wurde mit größter Sorgfalt nach bestem Wissen und Gewissen erarbeitet und niedergeschrieben. Für die Aktualität, Vollständigkeit und Qualität der Informationen übernimmt der Autor jedoch keinerlei Gewähr. Auch können Druckfehler und Falschinformationen nicht vollständig ausgeschlossen werden. Für fehlerhafte Angaben vom Autor kann keine juristische Verantwortung sowie Haftung in irgendeiner Form übernommen werden.

Urheberrecht

Impressum

Kontakt:

L-Online Solutions e.K.

Eschenweg 6

89150 Laichingen

info@l-onlinesolutions.de

Printed by Amazon Italia Logistica S.r.l.
Torrazza Piemonte (TO), Italy

41510762R00098